건강 박수 25
이십오

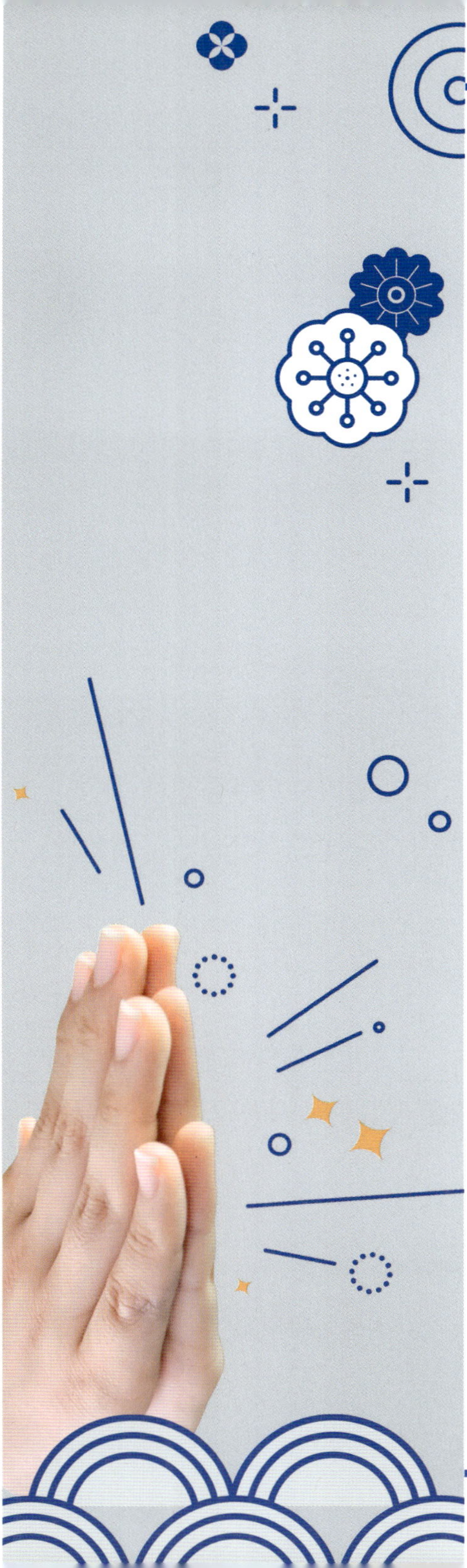

건강박수 25
이십오

소흥도(인철) 지음

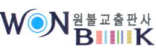

머리말

박수[손뼉]를 한 번도 안 쳐 본 사람이 있을까?
그렇다고 어디 한 번만 쳐 본 사람도 있을까?
우리는 살아가면서 좋아도 박수를 치고, 놀라도 박수를 친다.
갓난아기 시절, 할머니를 따라 했던 '쥐엄쥐엄', '곤지곤지', '짝짜꿍'
도 모두 박수의 시원이라 할 수 있다.

손은 인체 기혈 순환의 통로이자, 오장육부 기능이 발현되는 곳이며, 사람의 마음을 담아내는 도구이다. 인간이 만물의 영장인 이유도 명석한 두뇌와 마음을 담아내는 손을 자유롭게 사용할 수 있기 때문이다.

손바닥과 손등에는 오장육부에 해당하는 주요 경혈이 모여 있어, 이를 자극하는 행위만으로도 장기 기능이 활성화되고 인체의 기혈 순환이 원활해지며, 스트레스가 해소되고 몸 균형을 잡아주어, 전신 질병 예방과 치료 등 심신 건강관리에 도움이 된다.

두 손을 마주치는 박수는 손을 자극하여 전신의 기능을 깨우고, 심신의 긴장과 이완을 주어 일상 속 건강관리에 효과적이다. 따라서 평소 손 자극만 적절히 잘해도 건강에 큰 도움을 받을 수 있다.

이 책 『건강박수 25(이십오)』는 저자가 50년 넘게 몸과 마음을 단련하며 걸어온 생활 수도자의 길에서, 자신이 실천해 온 '생활 요가'와 함께 실행하고 있는 '건강박수' 내용을 공유하고 싶어서 한의학적 지식에 근거하여 일목 요연하게 정리해 보았다. 이 책이 건강에 관심 있는 분들에게 하나의 좋은 길잡이가 되기를 바란다.

차례

머리말	04
박수 치기에 들어가면서	08
1. 합장박수	12
2. 손목박수	16
3. 손바닥박수	18
4. 손가락박수	20
5. 소장박수	22
6. 어제박수	24
7. 손끝박수	28
8. 타원박수	30
9. 주먹박수	32
10. 음양박수	34
11. 합력박수	36
12. 합곡박수	38

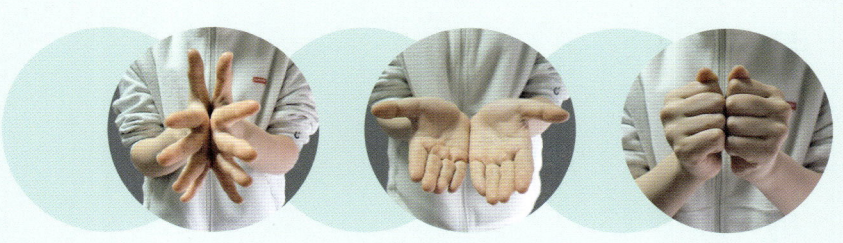

13. 팔목박수 …………………………… **44**

14. 손등박수 …………………………… **46**

15. 쓰담박수 …………………………… **48**

16. 삼단박수 …………………………… **50**

17. 후두박수 …………………………… **54**

18. 무릎박수 …………………………… **56**

19. 가슴박수 …………………………… **58**

20. 양팔박수 …………………………… **62**

21. 삼초박수 …………………………… **66**

22. 신당박수 …………………………… **70**

23. 천지인박수 ………………………… **74**

24. 회전박수 …………………………… **78**

25. 단전 자극 …………………………… **80**

조식調息 / 흉식·단전식 ……………… **82**

박수 치기[손뼉 치기]에 들어가면서

'건강박수'를 정리하는 내내 마음속에 자리한 장면은, 원불교 대산 종사님이 종법사로서 대중을 접견하실 때 "우리 박수 치자" 하시며 직접 박수를 치며 법풍을 진작시키고 대중을 격려하시던 모습이다.

박수는 기쁨 축하 환영 등의 감정을 나타내기 위해 두 손뼉을 마주쳐서 소리를 내는 행동이다. 손바닥 또는 손등을 서로 마주쳐서 소리를 내기도 한다. 일상생활에서 가장 쉽고 편리한 전신운동이다.

한의학에서는 손을 인체의 축소판이라 하여 몸 전체의 건강을 진단하고 치료할 수 있는 이론을 제시하고 손쉬운 치료법으로 활용하였다. 예를 들면 손바닥이 뜨거우면 배가 뜨겁고, 손바닥이 차가우면 배가 차갑다고 하였다. 또 손바닥은 인체의 복부로, 손등은 인체의 등으로 보고, 해당 질환이 발생했을 때 상응하는 부위를 자극하는 것으로 십이경맥의 유주반응과 함께 치료의 주된 근거로 삼아왔다.

따라서 손을 적절히 자극하는 손뼉치기만으로도 인체의 기혈소통에 도움이 되어 전신의 기능에 좋은 반응이 가게 되므로 이를 잘 활용하면 인체의 질병 예방 및 치료는 물론 생활 속의 건강관리에도 크게 도움이 될 줄로 확신한다.

손바닥과 손등을 자극하는 박수를 친다고 해서 다 좋은 것만은 아니다. 손으로 손뼉을 치면서 **'하복부 단전의 울림을 같이'** 느껴야 제대로 된 전신 박수가 되어 건강에 두루 도움을 얻는다.

 박수를 통해 얻어지는 효과

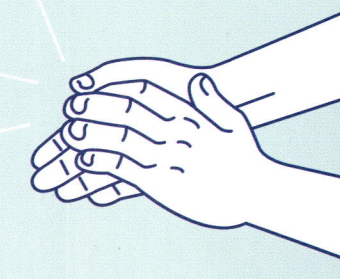

정신 집중	질병 예방
심신 이완	치유 도움
기혈 소통	소리 명상
온몸 반응	격려 효과
근골 강화	함께 행복

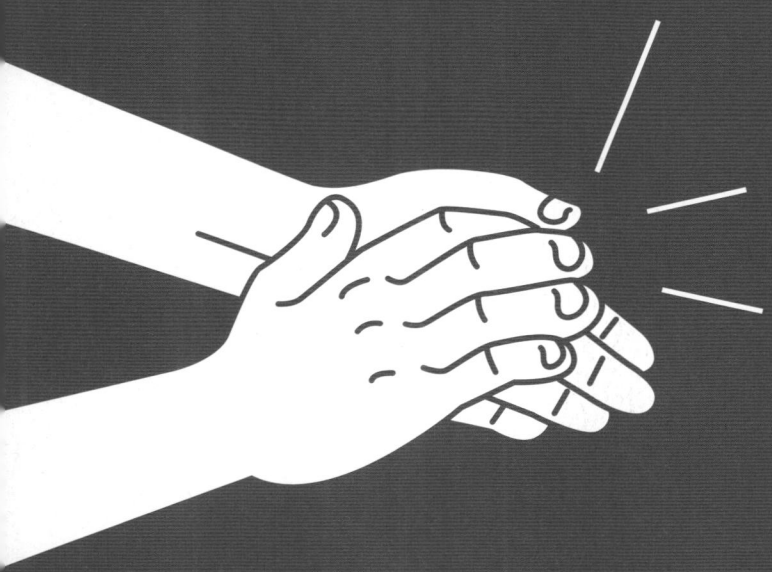

A Health Clap

「건강박수 25」
그 종류와 방법

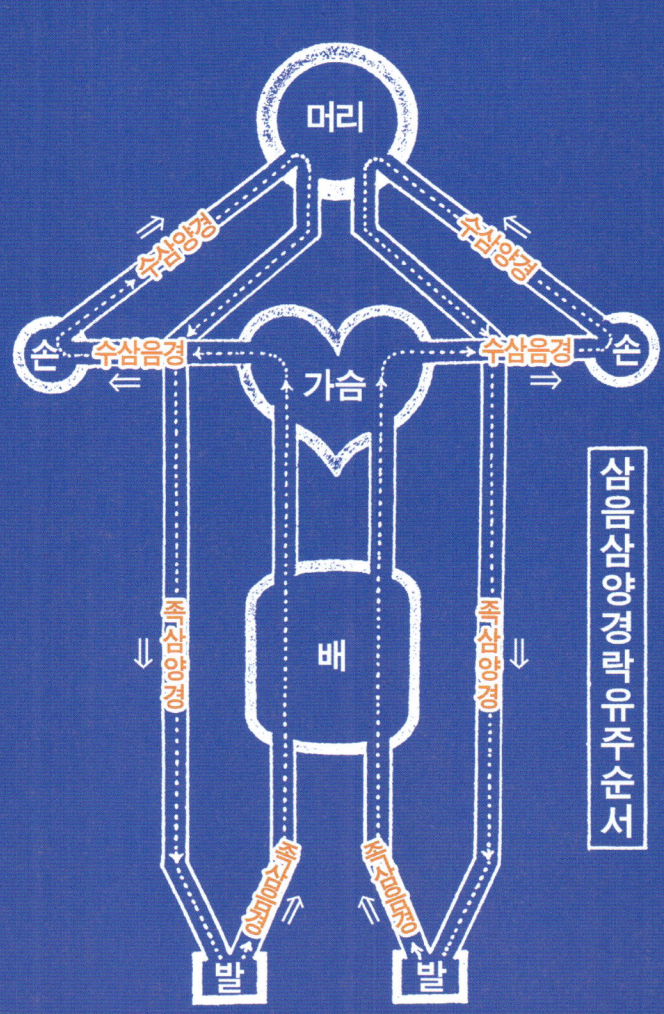

1
합장박수

합장박수는 두 손바닥을 합하여 소리 내는 박수법으로, 가장 일반적인 박수이다. 합장박수는 열 손가락을 마주하고 손바닥과 손가락을 힘차게 부딪치는 박수와 손가락은 엄지와 검지 사이로 향하고 손바닥을 마주치는 두 가지가 있다. 손바닥을 빠르고 격렬하게 치는 물개박수도 이 범주에 속한다.

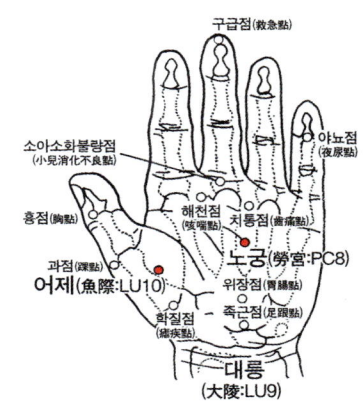

[수침혈위(手鍼穴位)의 분포도]

방법 및 특징

❶ 합장박수는 박수의 기본 동작이다. 손가락과 손바닥을 펴서 마주치는 합장박수를 하거나, 손바닥만을 마주하고 손가락은 엄지와 검지 사이로 향하는 일반적인 박수를 하기도 한다.
❷ 마음과 기운, 호흡을 모아 두 손을 마주치는 박수이다.
❸ 합장박수는 손바닥과 열 손가락에 기운을 모아서 가슴 높이에서 힘차게 손뼉을 치는 박수로 가장 기본적인 박수이며 10회 이상 반복한다.
❹ 합장박수는 심신 간 전신의 울림이 강하며 하복부 단전을 의식하면서 하면 더욱 좋다.

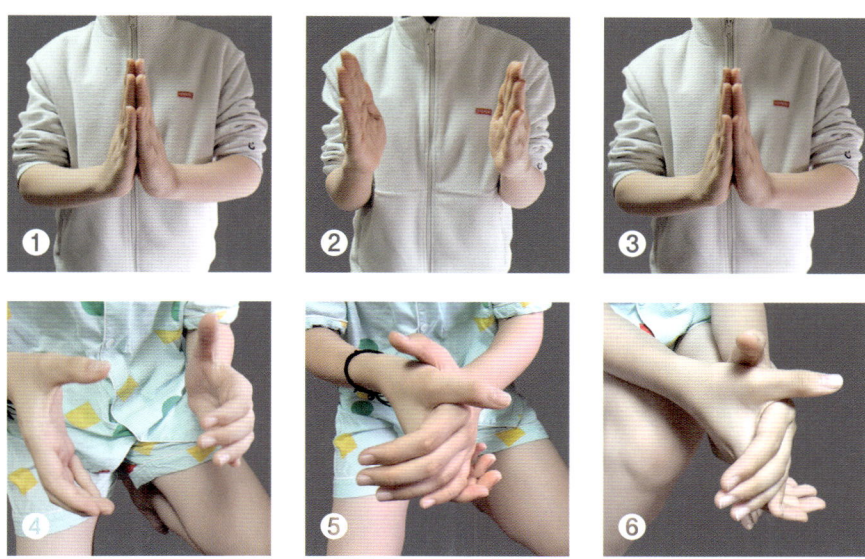

 효과

❶ 혈액순환 장애로 인한 손발 저림이나 신경통에 효과적이다.

❷ 전신의 혈액순환 개선, 수족냉증, 피부질환 치료, 손발 저림, 신경통, 뇌신경 자극과 뇌의 혈류 이동에도 도움을 준다.

❸ 손바닥의 마찰 진동으로 손바닥과 관련한 모든 경맥과 경혈이 자극받아 내장 기능 강화와 전신의 혈액순환에 도움을 준다.

❹ 합장박수는 정신 집중은 물론 기쁨 공유, 대중 합력, 상호 소통의 효과가 있다.

> 참고

십이합장
(열두 가지 형식의 합장)

❶ 견실심합장堅實心合掌. 두 손을 펴고 위로 세워서 틈이 없이 서로 합친 손 모양.

❷ 허심합장虛心合掌. 두 손을 펴고 위로 세워서 틈이 조금 있게 서로 합친 손 모양.

❸ 미개련합장未開蓮合掌. 두 손을 펴고 위로 세워서 서로 합치면서 두 손바닥 사이를 텅 비게 하여 마치 연꽃 봉오리 같은 손 모양.

❹ 초할련합장初割蓮合掌. 두 손을 펴고 위로 세워서 서로 합치면서 두 엄지손가락과 두 새끼손가락은 붙이고 나머지 손가락은 떨어지게 함으로써 마치 연꽃이 피기 시작하는 것 같은 손 모양.

❺ 현로합장顯露合掌. 두 손바닥을 위로 향하게 펴서 두 새끼손가락을 붙인 손 모양.

❻ 지수합장持水合掌. 두 손을 위로 향하게 펴서 두 새끼손가락을 붙인 상태에서, 두 엄지손가락 외의 여덟 손가락을 굽혀 각각 대응하는 손가락

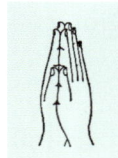
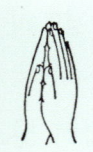
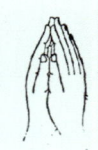
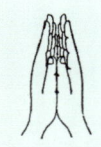
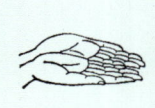
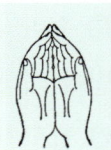

견실심합장　　허심합장　　미개련합장　　초할련합장　　현로합장　　지수합장

끝을 서로 맞붙여 마치 물을 움키는 손 모양.

❼ 귀명합장歸命合掌. 두 손을 위로 세우고 오른손 다섯 손가락과 왼손 다섯 손가락을 교차시킨 손 모양.

❽ 반차합장反叉合掌. 두 손을 위로 세워서 두 손등을 붙이고 오른손 다섯 손가락과 왼손 다섯 손가락을 서로 교차시킨 손 모양.

❾ 반배호상착합장反背互相著合掌. 왼손 손바닥을 아래로 향하게 하고 왼손등에 오른손등을 붙인 손 모양.

❿ 횡주지합장橫柱指合掌. 두 손을 위로 향하게 하고 두 가운뎃손가락의 끝을 서로 붙인 손 모양.

⓫ 부수향하합장覆手向下合掌. 두 손바닥을 나란히 아래로 향하게 하여 두 엄지손가락을 붙이고 두 가운뎃손가락의 끝을 서로 붙인 손 모양.

⓬ 부수합장覆手合掌. 두 손바닥을 나란히 아래로 향하게 하여 두 엄지손가락을 서로 붙인 손 모양.

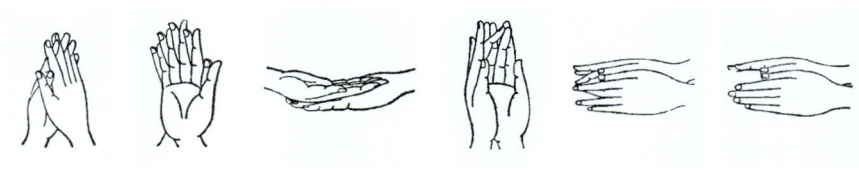

귀명합장   반차합장   반배호상착합장   횡주지합장   부수향하합장   부수합장

십이합장[十二合掌] (시공 불교사전, 2003. 7. 30., 곽철환)

2
손목박수

손목박수는 손목을 바깥으로 꺾어 손목과 연결된 손바닥의 끝부분을 마주치게 하는 박수다.

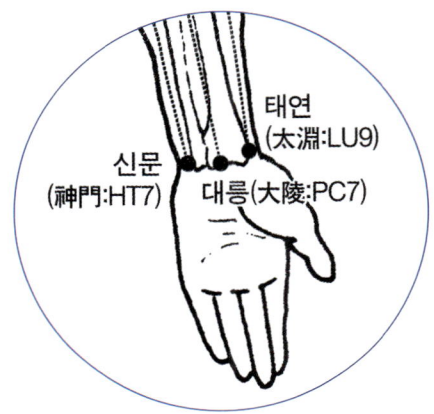

 방법 및 특징

❶ 손목 부위를 서로 마주친다.
❷ 손목에는 손목 관련 수궐음심포경과 수태음폐경 수소음심경 등 수삼음경이 유주流注한다.
❸ 손목은 전신의 비뇨생식기 기능과 상응한다.

 효과

❶ 신장과 방광을 자극하는 효과가 있어서 비뇨·생식 기능 강화에 도움을 준다.
❷ 생리통이나 생리불순에도 효과적이다.
❸ 반복해서 자극해 주면, 정신신경 안정 및 혈액순환에도 도움을 준다.

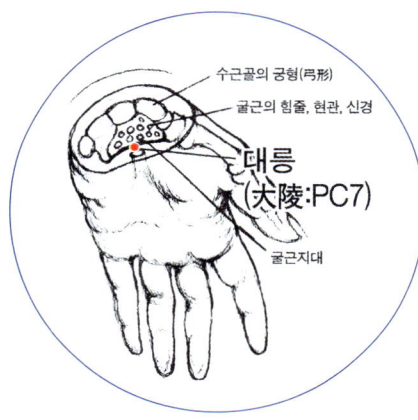
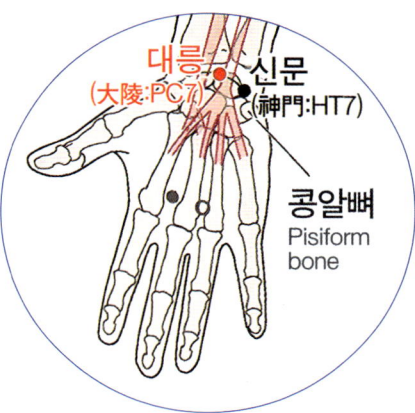
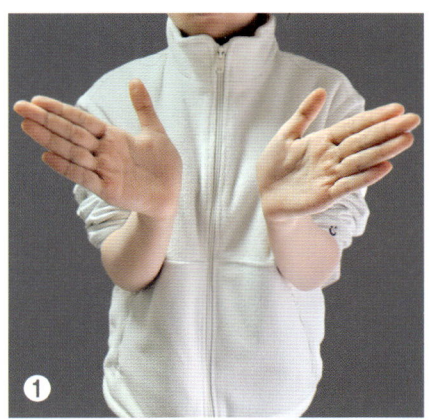
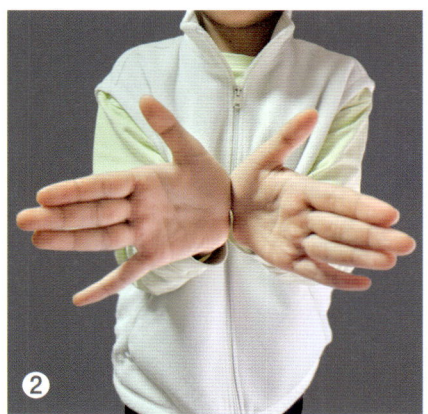

3
손바닥박수

손바닥박수는 손가락을 쫙 펴서 약간 뒤로 젖히고, 손바닥만으로 박수를 치는 방법이다. 손바닥박수는 손가락을 약간 뒤로 젖히고 양 손바닥을 서로 마주치는 박수다.

손바닥은 인체의 복부腹部 등 내장 기능과 상응한다.
손바닥을 치면 장기가 편해지고 내장 기능이 강화된다.

 방법 및 특징

❶ 손바닥이 아플 정도로 박수를 친다.
❷ 손바닥을 자극하면 인체에서 복부 및 내장 기능에 반응한다.
❸ 손바닥은 인체의 간·심·비·폐·신肝心脾肺腎 등 오장의 기능과 상관관계가 있다.

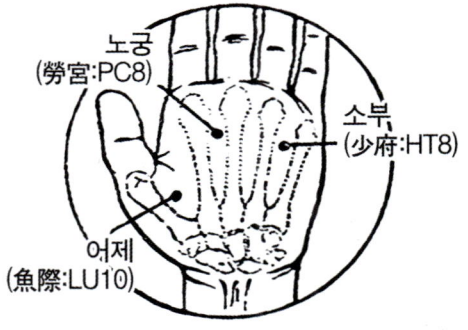

효과

❶ 내장 기능 강화 및 당뇨합병증에 효과가 있다.

❷ 심폐기능 및 위와 대장 소장 등 내장 기능 강화에 도움을 준다.

❸ 비뇨생식기 기능 강화에도 도움이 되며, 당뇨 증상의 예방에 효과가 있다.

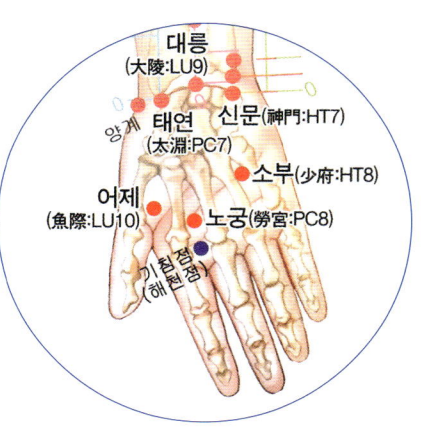

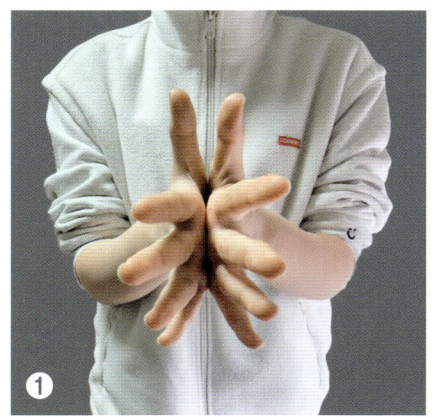

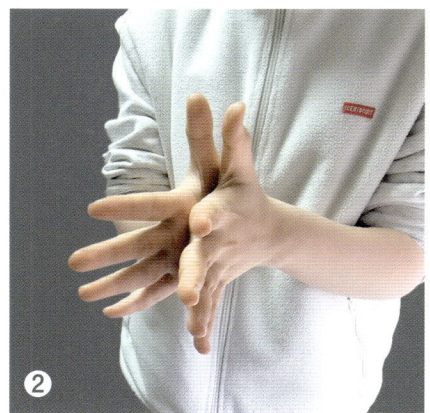

4
손가락박수

손가락박수는 손바닥을 떼고 손가락을 편 상태에서 두 손의 손가락[손마디]끼리만 부딪치는 박수다.
손가락을 쭉 펴고 손가락을 붙인 상태에서 마주친다.
손가락박수는 손가락 관절의 혈액순환을 돕고 관절의 기능 강화에 도움을 준다.

 방법 및 특징

❶ 손가락을 쭉 펴고 손가락 부위 혈액순환에 도움이 되도록 자극을 가한다.

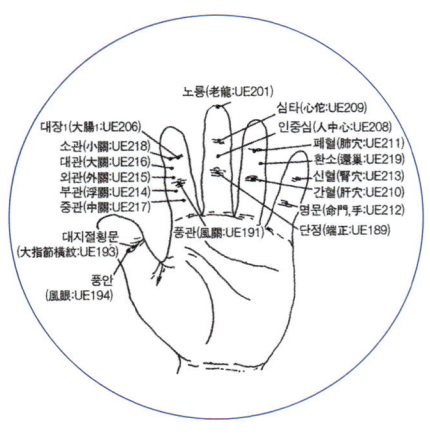
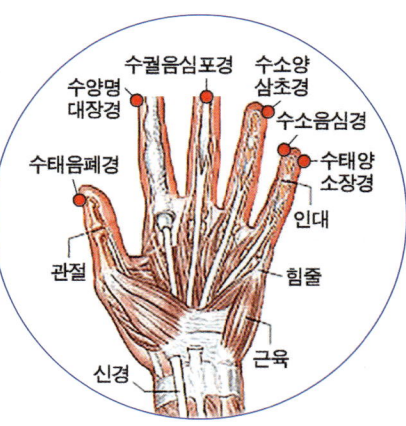

❷ 엄지는 수태음폐경이, 검지는 수양명대장경이, 중지는 수궐음심포경이, 무명지는 수소양삼초경이, 새끼손가락은 수소음심경과 수태양소장경이 내외로 유주하고 반응한다.
❸ 말초혈관 순환에 도움을 준다.

 효과
❶ 손가락 관절의 기능 강화 및 심장과 기관지, 내장 기능 강화에 도움을 준다.
❷ 혈액순환에 도움을 주어 손의 냉증에도 효과가 있다.

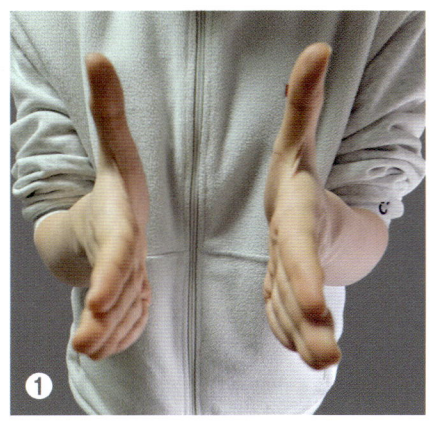
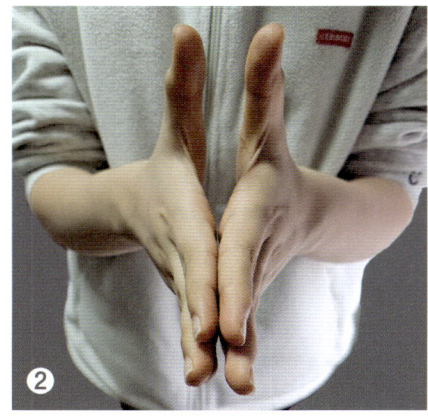

5
소장박수

양손의 소지小指와 연결된 수태양소장경의 손날을 마주치는 박수다.
소장박수는 '손날박수'라 하여 손바닥을 나란히 편 상태에서 수태양소장경이 유주하는 새끼손가락 밑부분 손날끼리 마주치는 박수이다.

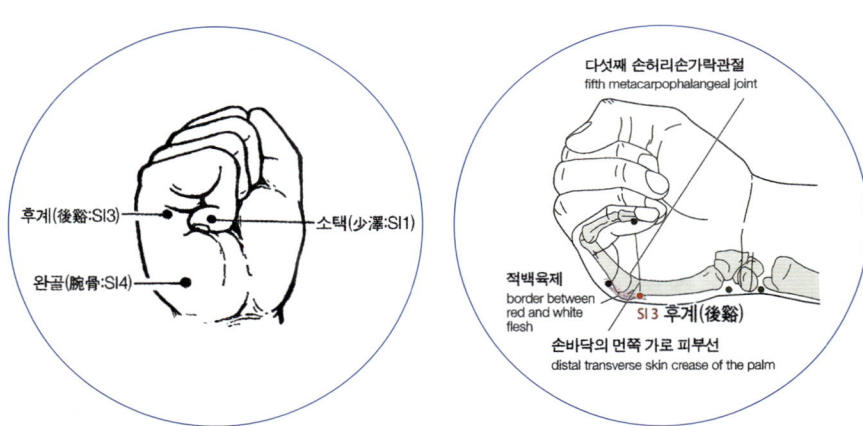

 방법 및 특징

❶ 새끼손가락의 손날에 해당하는 부위를 자극한다.
❷ 새끼손가락 내측으로는 수소음심경이, 외측인 손날 부위로는 수태양소장경이 유주하고 반응한다.
❸ 소장박수는 경락적으로 두통, 항강통, 견비통, 고열, 이명, 신경쇠약, 척추신경 강화 등 효과가 다양하다.

효과

❶ 신장 방광 기능 및 소장 기능 활성화에 도움을 준다.

❷ 하체 기능 강화에도 효과가 있으며, 변비와 생리통, 호르몬 조절 기능에도 좋다.

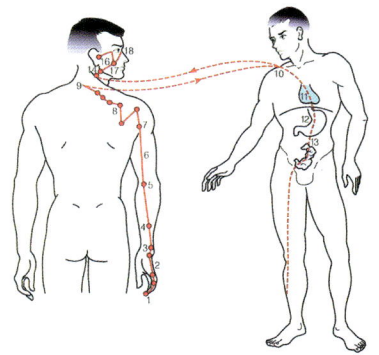

[수태양소장경의 경맥 유주도]

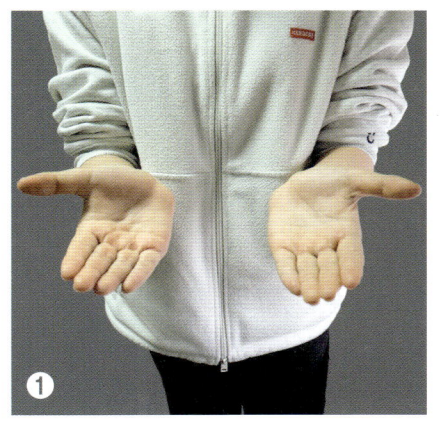

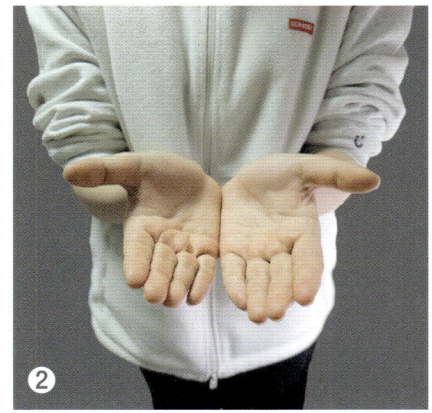

6
어제박수

어제魚際박수는 손바닥 엄지손가락 내측인 모지부母指部를 자극하는 박수다. 손바닥을 펴고 엄지손가락 내측 융기처인 모지부를 자극한다.

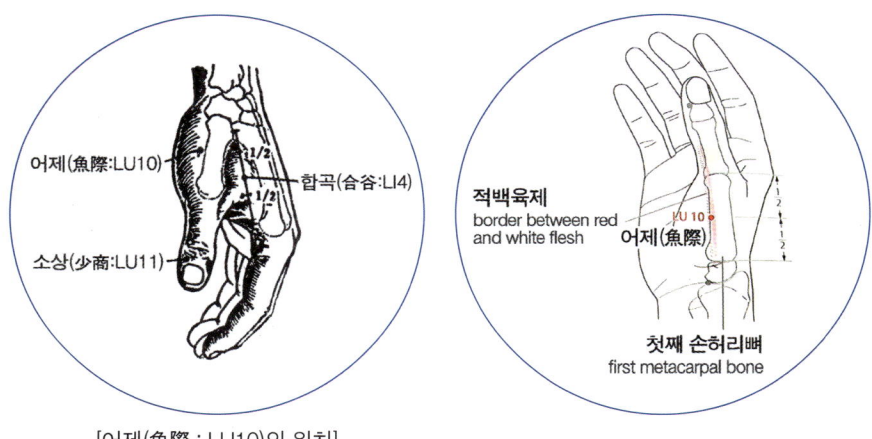

[어제(魚際 : LU10)의 위치]

방법 및 특징

❶ 어제박수는 손바닥을 펴고 엄지손가락 내측부의 융기처인 모지부를 반복적으로 자극해 준다.

❷ 어제[魚際: LU10]는 수태음폐경의 형혈滎穴로서 엄지손가락 내측 가장자리인 기육의 융기처로서 그 모양이 물고기[魚]와 같다고 하여 붙여진 이름이다.

❸ 수태음폐경이 유주하는 부위로서 '흉강호흡기관구' 또는 '모지구'라고도 하는데 호흡기계통과 밀접한 관계를 맺는다.

❹ 이 모지구가 붉은색으로 탄력이 있으면 호흡기계가 정상이고, 모지구가 변색이 되거나 함몰되어 가면 호흡기계통과 위장 기능에 이상이 있음을 알린다.

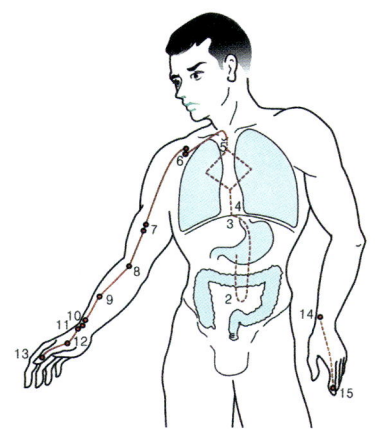

[어제(魚際 : LU10)혈이 있는 수태음폐경의 경맥유주도]

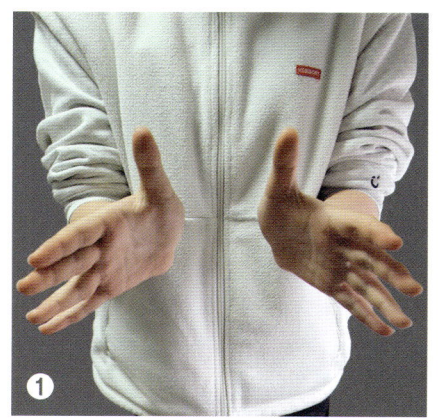

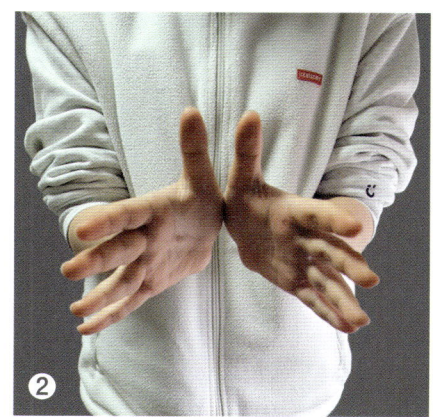

👏 효과

❶ 호흡기계통과 간 기능, 장 기능이 약하면 이 부위를 지속해서 자극해 준다.
❷ 폐 기능과 장 기능 강화 및 한열 복통에 도움 된다.

<small>위 중 한　　측 수 어 제 지 락 맥 다 청</small>
胃中寒, 則手魚際之絡脈多靑
<small>위 중 열　　측 수 어 제 지 락 맥 다 적</small>
胃中熱, 則手魚際之絡脈多赤 《『황제내경』 소문 경맥 10》

위胃 속이 차가우면 어제의 낙맥이 대부분 푸르고,
위胃 속에 열이 있으면 어제의 낙맥이 대부분 붉다.

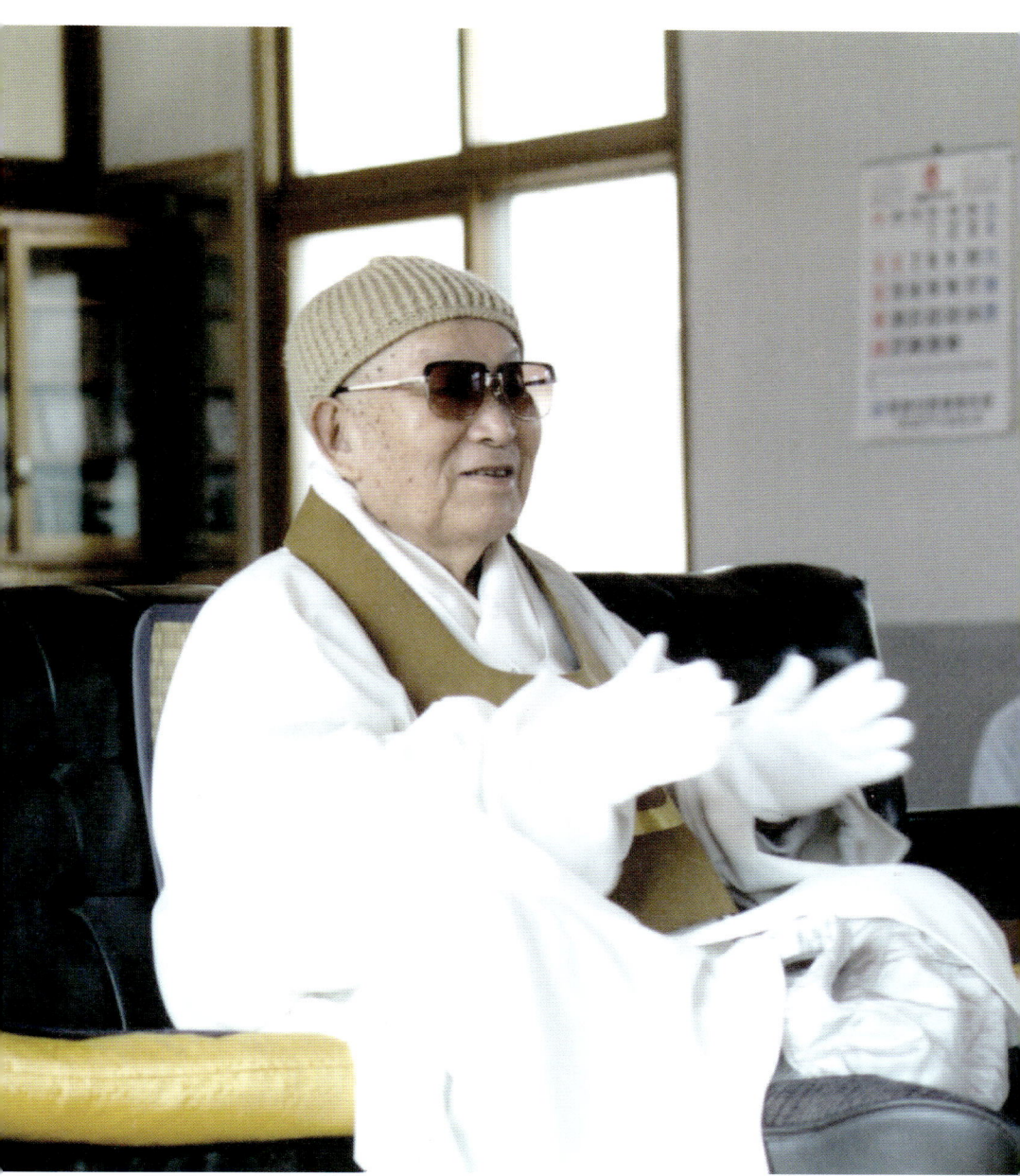

대산 종사 박수 치는 모습
대산 종사가 종법사로 재임 중, 대중을 접견할 때 또는 대법회에서 보고를 받거나 물음에 바른 답을 하는 경우 "우리 박수치자"라고 하시며 모두를 격려하고 법풍을 진작시키시던 모습.

7 손끝박수

손끝박수는 양 손가락의 손가락 끝부분만 마주치는 박수다[손가락 끝 박수].

양손을 약간 구부린 상태에서 마주하여 손가락 끝[지첨: 指尖]을 서로 마주치는 자극을 반복한다.

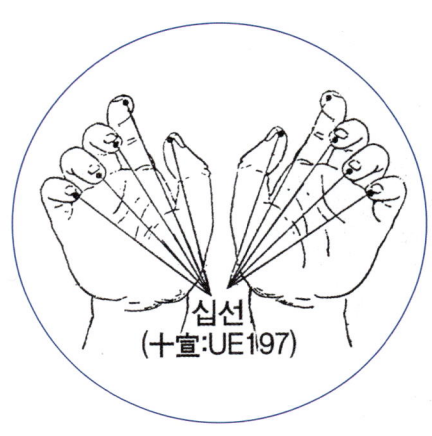

십선
(十宣:UE197)

 방법 및 특징

❶ 손가락의 끝부분은 모두 두뇌 기능을 촉진하는 작용을 한다.

❷ 두 손의 손바닥을 중심으로 가볍게 구부린 상태에서 다섯 손가락 끝을 동시에 마주치며 자극을 가한다.

❸ 손가락 끝을 지속해서 자극해 주면, 집중력 강화와 혈액순환에 도움을 준다.

❹ 손끝은 인체 오장五臟의 기능과도 연계가 있다.

효과

❶ 손끝박수[지첨: 손가락끝 박수]는 머리를 맑게 하고, 두통·시력 약화·만성 비염·코감기·잦은 코피가 있는 사람에게 효과가 있다.
❷ 공부하다가 집중이 안 될 때 하면 좋다.
❸ 손가락 관절 기능에도 도움을 준다.

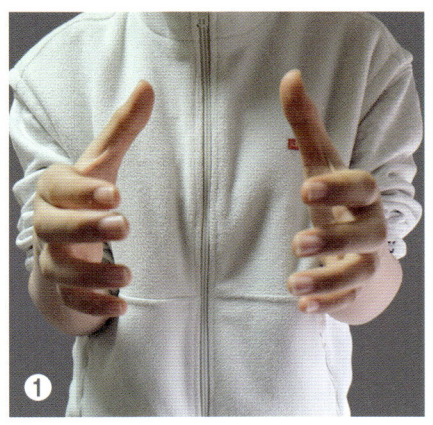
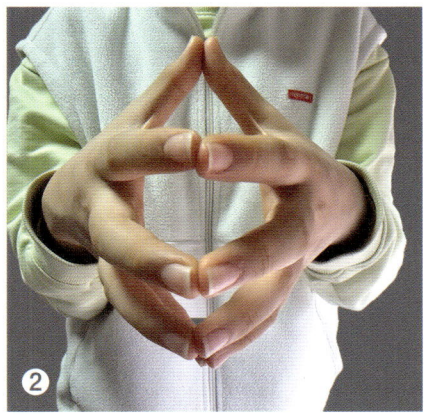

8
타원박수

타원박수는 손바닥을 마주하고 손안에 달걀을 움켜쥐고 있듯이 타원형이 되도록 동그랗게 손을 모아 서로 마주치는 박수다. '달걀박수'라고도 한다.

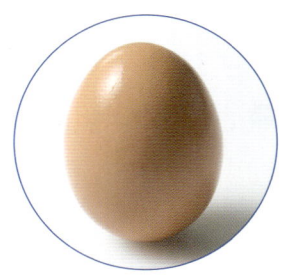

[달걀을 세운 모습]

 방법 및 특징

❶ 두 손을 마주한 타원형 모양의 박수다.
❷ 마음에 사랑을 머금고 얼굴에 빙긋이 미소 지으며 타원박수를 치면

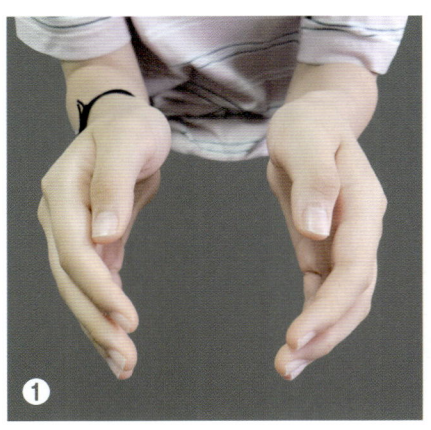

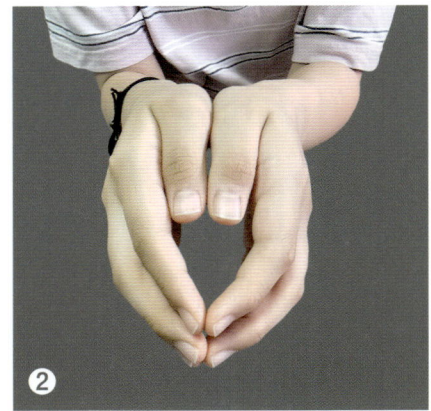

기분이 좋아진다.

❸ 박수를 반복하다 보면 마음속에 뭉친 기운까지 풀려나간다.

 효과

❶ 중풍 치매 예방에 도움을 주고 건망증을 없애주며 기억력 상실에 효과가 있다.

❷ 기분 전환에도 도움을 준다.

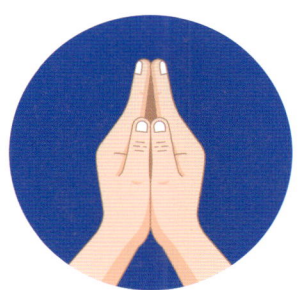

9
주먹박수

주먹을 쥔 후에 양손을 마주 향하고 손가락과 손목이 닿는 부분끼리 마주치는 박수다. 주먹박수는 두 주먹끼리 부딪치는 박수다.

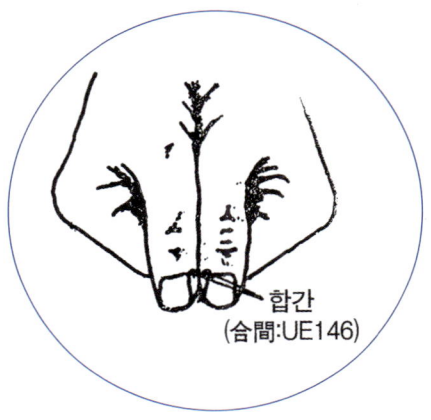

 방법 및 특징

❶ 주먹박수는 두 주먹을 마주치는 박수다.

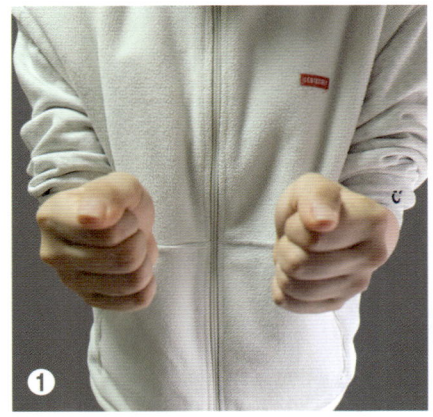

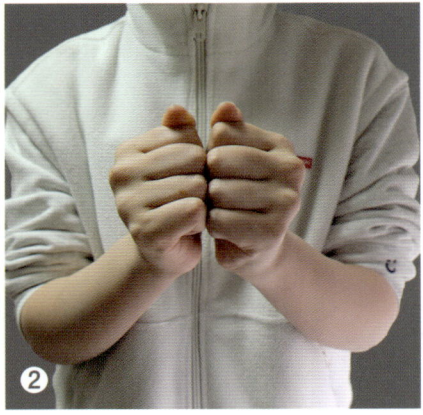

❷ 두 주먹을 마주치면 손가락 끝 관절과 손목 중심으로 부딪치며 손바닥과 손가락 관절 등 손 전체에 강한 울림을 준다.
❸ 주먹박수는 힘의 정도를 조절하여 관절에 너무 강한 자극이 가지 않도록 한다.

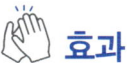 **효과**

❶ 머리가 띵하거나 아플 때 하면 기분이 맑고 상쾌해진다. 어깨가 피곤할 때도 좋다.
❷ 주먹박수를 하다가 아프면 주먹 쥔 손가락을 상하로 비벼주는 것도 좋다.
❸ 두통과 어깨 요통 관절질환 등의 예방과 치료에 효과가 있다.

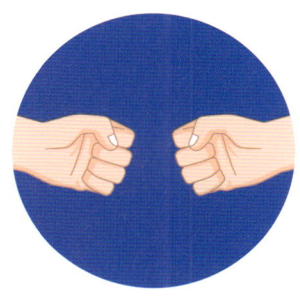

10
음양박수

음양박수는 한쪽 손은 주먹을 쥐고 다른 한쪽 손은 손바닥을 펴서, 주먹과 손바닥을 마주치는 박수다. 주먹을 쥐면 음이요, 주먹을 펴면 양으로, 주먹박수와 합장박수를 합해서 치는 박수다.

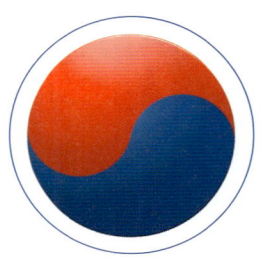

 방법 및 특징

❶ 주먹을 쥐면 음이요, 손을 펴면 양이다.
❷ 한 손은 손바닥을 펴고 다른 한 손은 주먹을 쥐어서, 주먹과 손바닥을 마주치는 박수다.
❸ 한 손씩 따로따로 하기도 하고 두 손을 번갈아 가며 박수를 하기도 한다.

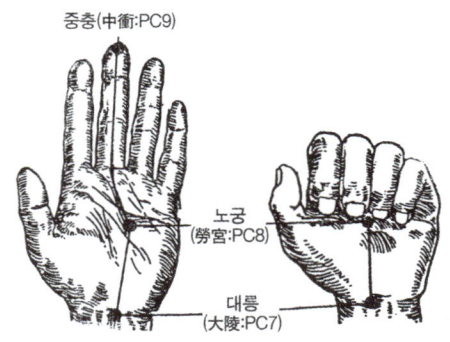

❹ 한 손씩 따로 할 때 주먹으로 반대 손의 손바닥을 여러 번 번갈아 자극해 주기도 한다. 각 동작은 10회씩 하면 좋다.

 ## 효과

❶ 사지 관절의 가동성을 증대하고, 기혈 순환을 촉진한다.
❷ 뇌 기능 활성화에도 도움이 된다.
❸ 내장 기능 활성화에 효과가 있다.

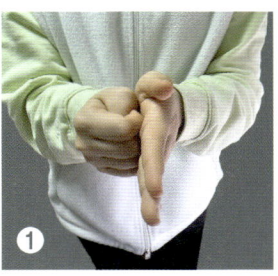 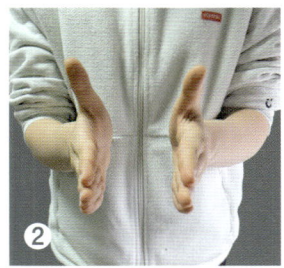

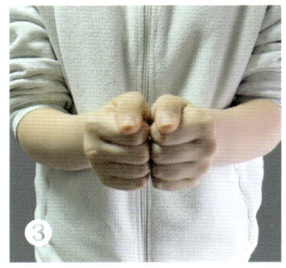 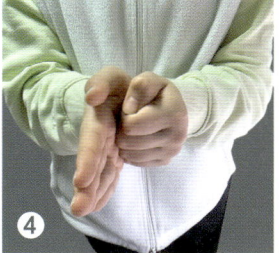 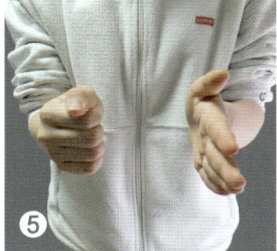

11
합력박수

손바닥과 주먹을 서로 마주쳐서 마음과 기운을 모으는 합력박수 [합심·합력박수]이다.

손바닥을 펴면 양, 주먹을 쥐면 음으로, 음양의 두 기운을 동시에 합하여 자극하는 박수이다. 손바닥을 펴서 마주하면 합심, 주먹을 쥐어서 마주하면 합력이라 하여 '합심·합력박수'라고 이름한다.

합장박수와 주먹박수를 동시에 하는 박수이다.

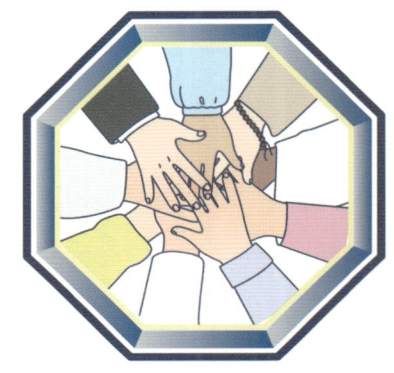

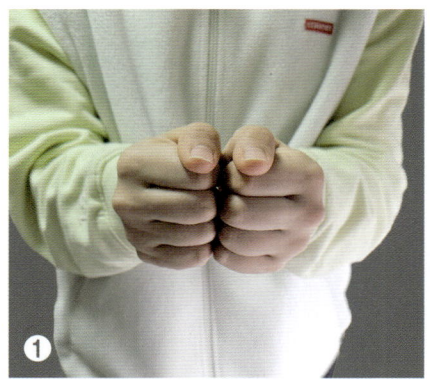
①

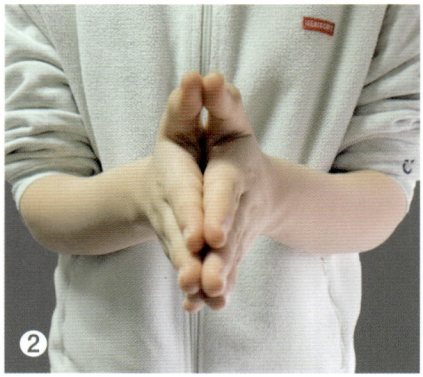
②

방법 및 특징

❶ 먼저 손바닥을 펴서 마주치고, 이어서 두 주먹을 쥐고 마주치는 박수를 반복한다.

❷ 의식이 손에 집중되어 손을 통해 심신이 합력·소통되게 하는 박수다.

❸ 손바닥과 주먹을 마주치는 합력박수를 두 번씩 하는 것도 집중력을 높이는 데 도움을 준다. [예: 손바닥 두 번, 주먹 두 번 치기를 반복한다]

❹ 손바닥과 주먹을 마주치는 합력박수를 세 번씩 하는 것도 집중력 향상에 도움을 준다. [예: 손바닥 세 번, 주먹 세 번 치기를 반복한다]

 효과

❶ 전신의 기혈 순환과 관절의 기능을 도와주고, 뇌의 기능과 내장 기능 활성화에 도움을 준다.

❷ 의식을 손바닥에 집중하므로 집중력 향상에 효과가 있다.

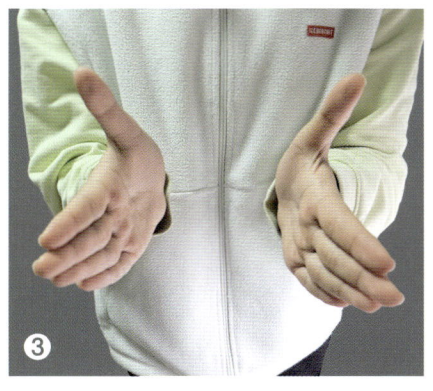
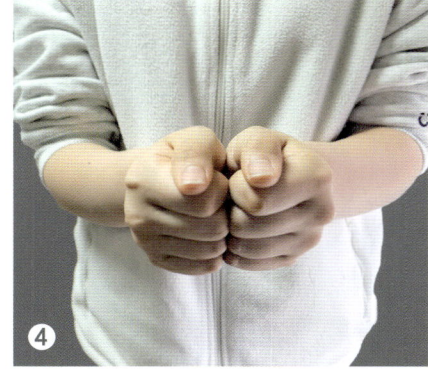

12
합곡박수

합곡合谷박수는 주먹을 쥐고 오른손 주먹의 소지 횡문단 후계後谿 부위로 반대편 손 엄지와 검지 사이의 합곡[合谷: LI4] 부위를 자극하는 방법이다. 합곡[LI4]은 수양명대장경의 원혈이므로 합곡끼리 마주치는 박수를 '대장박수'라고 이름한다.

합곡은 수양명대장경의 원혈로써, 일체의 기병氣病과 소화 기능 및 두통 등의 질환에 많이 이용된다.

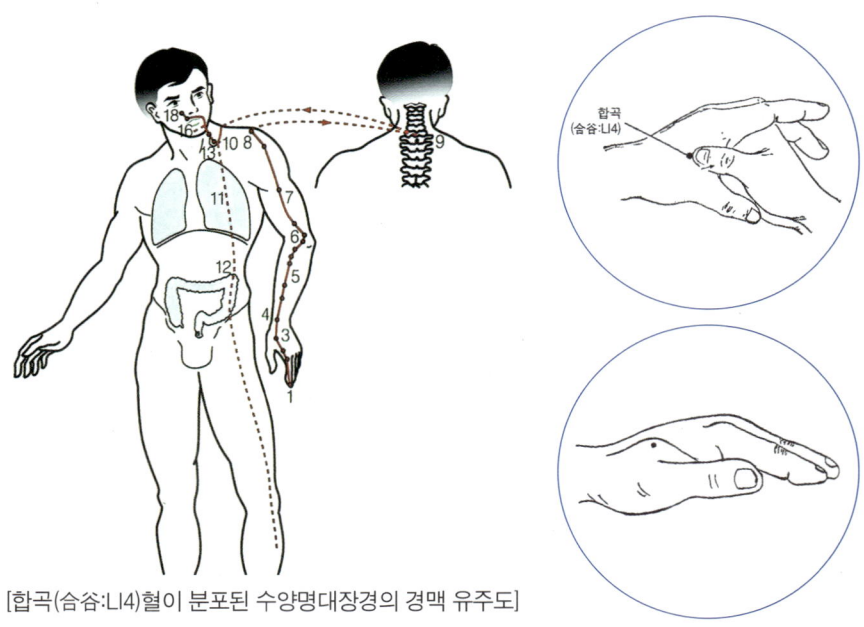

[합곡(合谷:LI4)혈이 분포된 수양명대장경의 경맥 유주도]

방법 및 특징

❶ 주먹을 가볍게 쥐고 수태양소장경의 후계 부위로 반대편 손의 엄지와 검지 사이인 합곡 부위를 상上에서 하下로 10회씩 자극한다.
❷ 주먹을 가볍게 쥔 상태에서 왼손은 고정하고 오른손을 상하로 이동하면서 합곡 부위를 자극한다.
❸ 주먹을 바꿔가면서 한다.

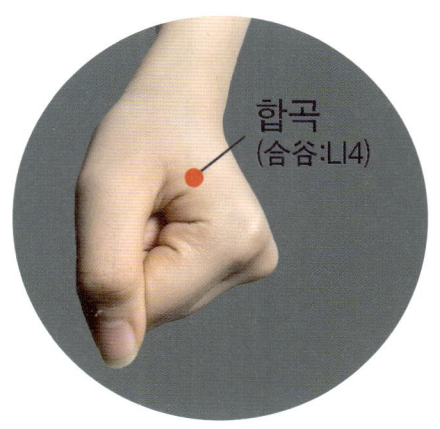
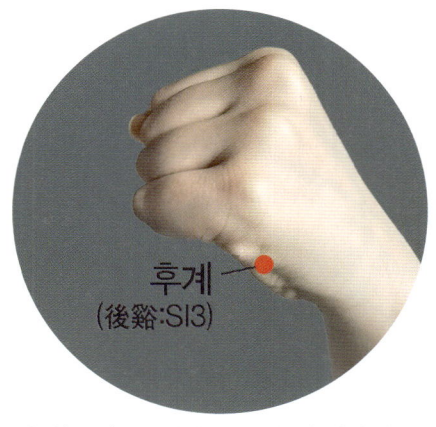

합곡(合谷)
- 손등, 엄지와 검지 사이의 함몰점

후계(後谿) - 수태양소장경의 세 번째 혈로, 다섯 번째 손가락의 몸쪽 오목한 곳

효과

❶ 위胃와 장 기능 활성화에 도움을 준다.
❷ 두통, 경항통에도 효과적이다.
❸ 습관유산이 있는 임신부에게는 주의를 요한다.

※ 합곡은 수양명대장경의 원혈原穴로써, 일체의 기병氣病과 두면부 질환에 응용한다.
복부의 병을 치료하는 '족삼리[足三里: ST37]', 허리와 등의 병을 치료하는 '위중[委中: BI40]', 머리와 목덜미의 병을 치료하는 '열결[列缺: LU7]', 대장 기능에 관여하면서 소화기질환 및 얼굴과 입의 병을 치료하는 '합곡[合谷: LI4]'을 인체의 사총혈四總穴이라 이름한다.

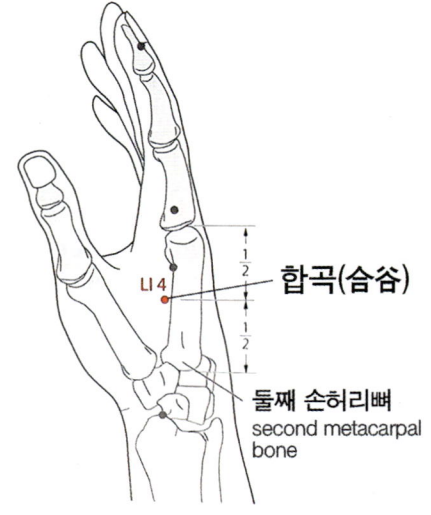

합곡(合谷)

둘째 손허리뼈
second metacarpal bone

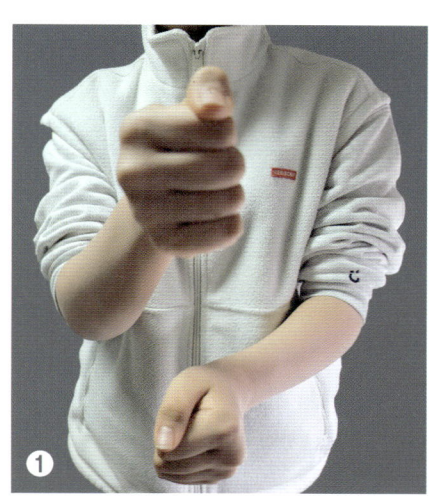
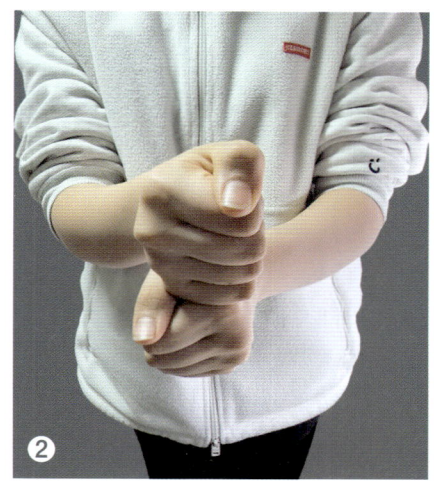
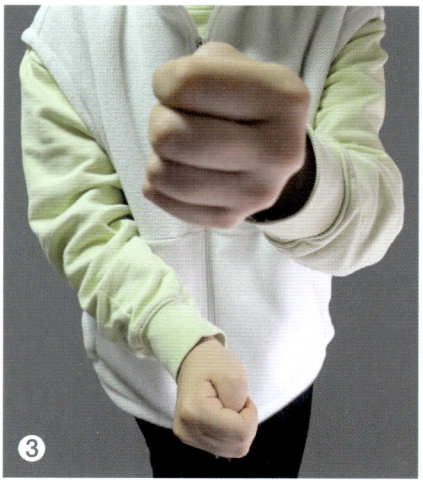
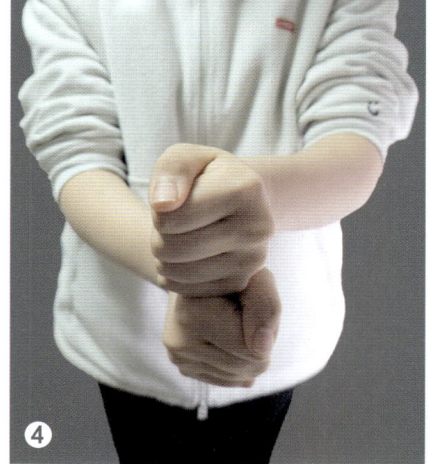

> 참고

수지침

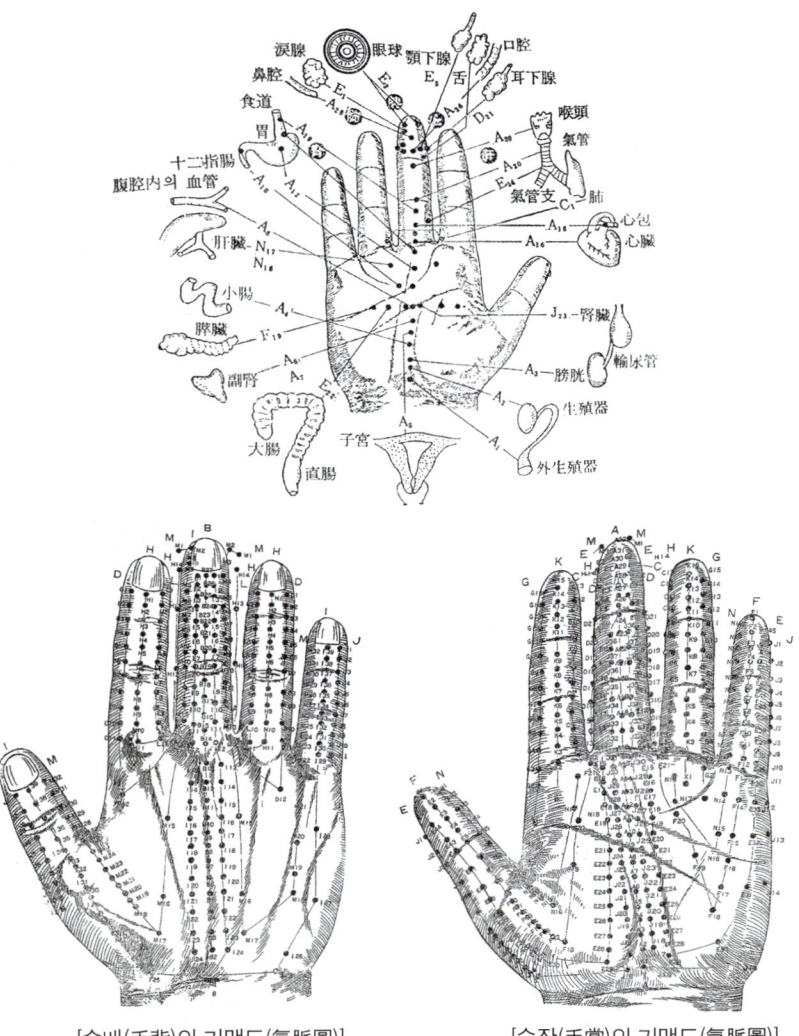

[수배(手背)의 기맥도(氣脈圖)]   [수장(手掌)의 기맥도(氣脈圖)]

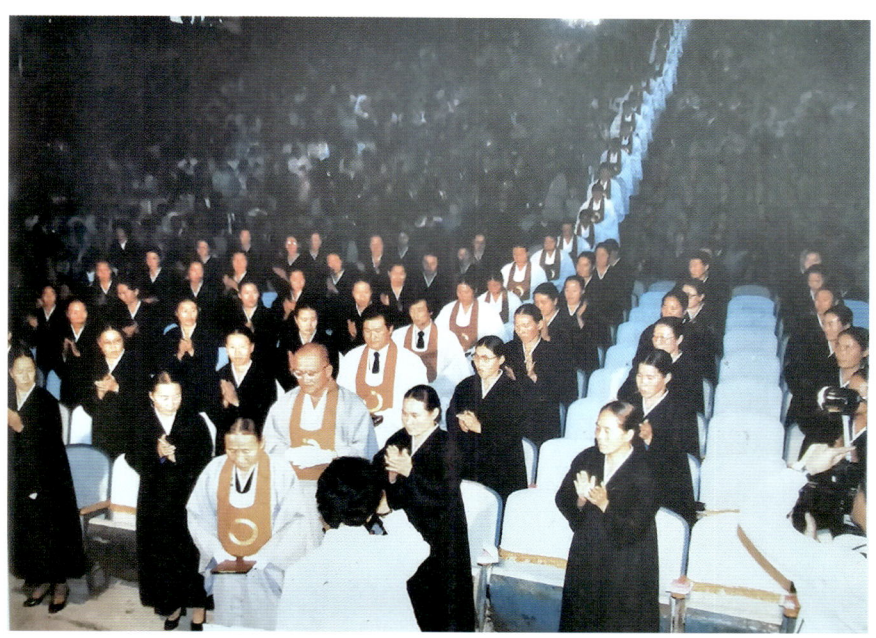

원기70년(1985) 11월 10일 정화단 창립 25주년 기념식날, 정화단 선서식장에 입장하는 새 단원들을 박수로 환영하는 모습.

13
팔목박수

팔목박수는 손등의 팔목관절 부위를 자극해 주는 박수다. 팔목에는 손을 지배하는 신경과 혈관이 분포되면서, 수소양삼초경과 수양명대장경, 수태양소장경 등 수삼양경맥手三陽經脈이 흐른다.

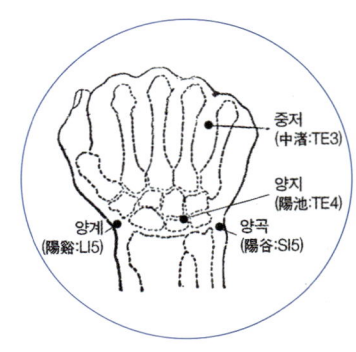

방법 및 특징

❶ 손등의 팔목을 마주치는 자극을 한다.
❷ 한 손은 고정하고 다른 한 손을 상하로 이동하면서 팔목끼리 자극을 10회씩 한다.

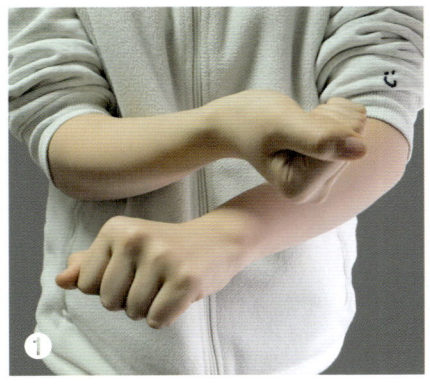
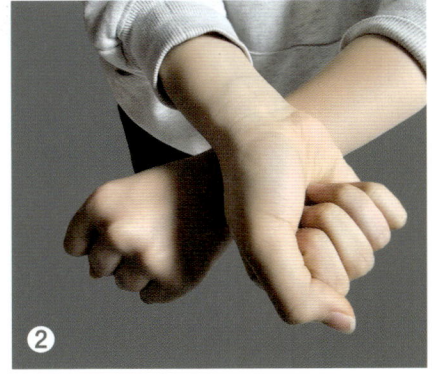

❸ 왼손을 앞으로 펴고 오른손의 팔목으로 왼손의 팔목을 자극한다.
❹ 오른손을 앞으로 펴고 왼손의 팔목으로 오른손의 팔목을 자극한다.
❺ 팔목의 가운데에는 수소양삼초경의 양지陽池가 위치하며 삼초경의 기능 강화에 역할을 한다.

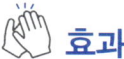 효과

❶ 팔목의 기능 강화에 도움을 준다.
❷ 꼬리뼈가 분포된 천추[薦椎:Sacrum]의 기능에 반응한다.
❸ 경혈학에서 완괄절 중앙 부위에 있는 수소양삼초경의 양지陽池는 '완관절염, 당뇨병, 자궁전후굴과 임신 중 구토에 도움을 준다'고 하였다.

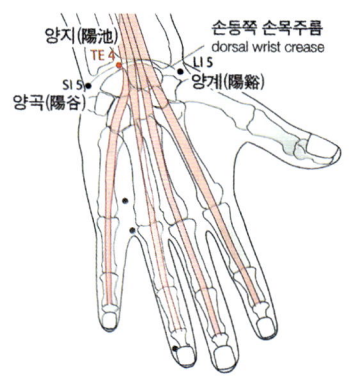

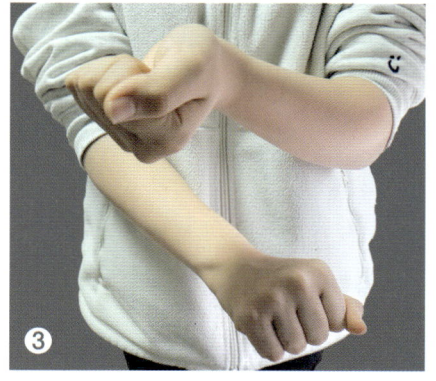
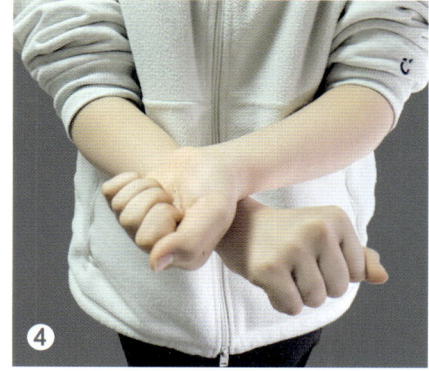

14
손등박수

손등박수는 양손의 손등을 이용하여 상上에서 하下로 손등으로 손등을 자극하는 박수다. 손등은 수手삼양경에 반응하며, 손등 중간에는 수소양삼초경이 유주한다.

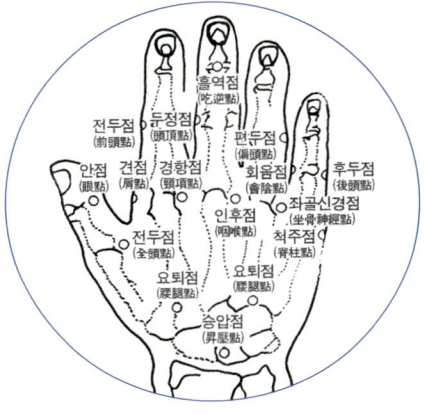

[손등에 분포된 경외기혈]

 방법 및 특징

❶ 먼저 손등끼리 자극을 한다.
❷ 양손을 번갈아 가며 손등으로 반대편 손등을 자극한다.

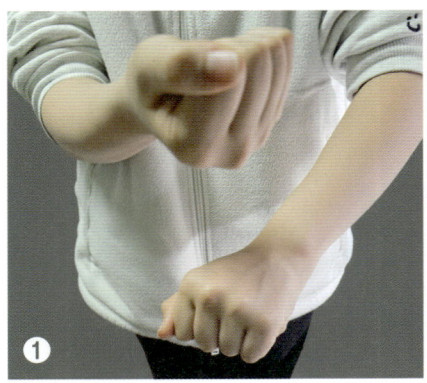
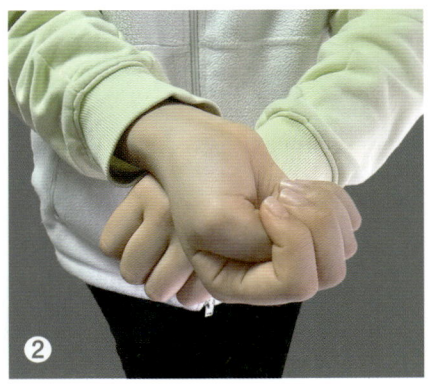

❸ 한 손은 고정하고 다른 한 손을 상하로 이동하면서 손등끼리 자극한다.
❹ 손등 혈관이 민감하므로 손등끼리 자극할 때는 너무 강하게 하지 않는 것이 좋다.
❺ 한쪽을 10회씩 좌우 번갈아 가면서 한다.

 효과

❶ 허리가 아프거나 척추가 바르지 못한 사람들에게 좋다.
❷ 손등의 관절 기능을 강화하고, 혈행 대사에 도움을 준다.
❸ 손등 피부미용에도 효과적이다.

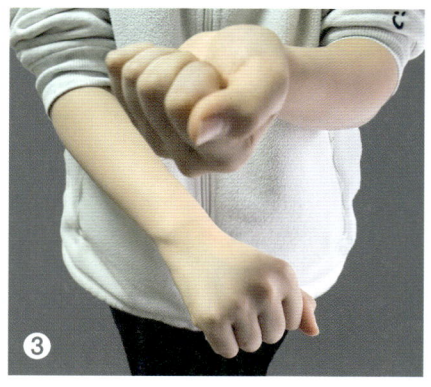
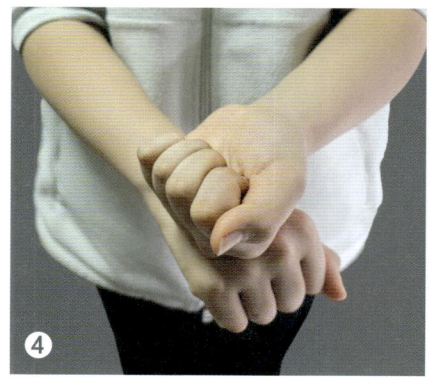

15
쓰담박수

쓰담박수는 손바닥으로 반대편 손등과 손가락을 어루만지듯 자극해 주는 박수다. '쓰담'은 쓰다듬는 동작을 나타내는 말로써, '쓰다듬어 주다'를 '쓰담아 주다.'라고 줄여 쓰는 데서 유래하였다.

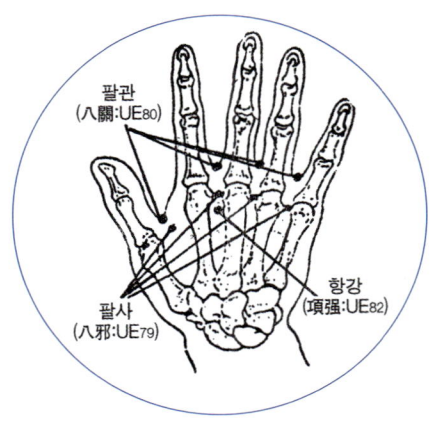

방법 및 특징

❶ 손바닥으로 반대편 손등 본절을 중심으로 하여 손등과 손가락을 자극해 주는 박수를 말한다.

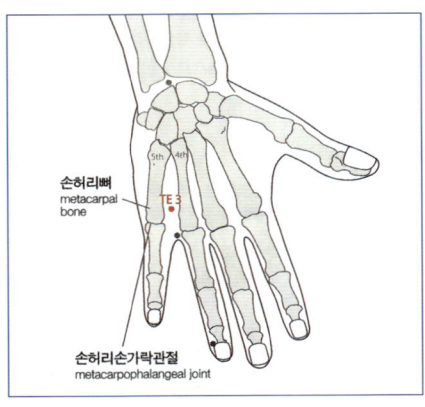

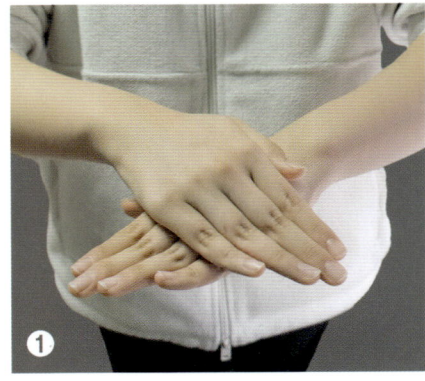

❷ 한 손은 고정하고 다른 한 손을 상하로 치면서 쓰담박수를 한다.

❸ 손바닥으로 손등과 손가락을 쓰다듬듯이 자극하는 박수이므로 자극의 정도는 적절하게 한다.

❹ 쓰담박수를 하다 보면 미소가 절로 나오는 때도 있다.

 효과

❶ 손등 부위의 긴장을 풀어주고 손가락 부위의 혈행 대사를 원활하게 해 준다.

❷ 관절염의 예방 및 손등과 손가락 관절 기능 강화에 도움을 준다.

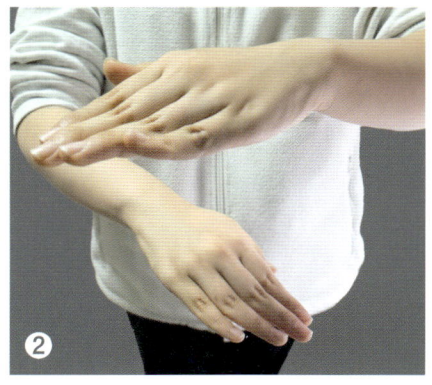
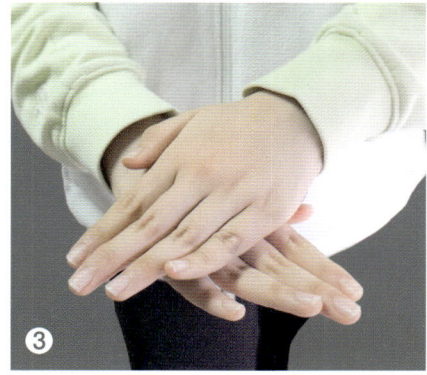

16
삼단박수

삼단三丹박수는 단전을 의식하면서 양손을 몸의 앞과 등 뒤로 돌려치는 박수다.

- 인체의 단전은 머리와 가슴, 하복부를 중심으로 상단전, 중단전, 하단전이 있다.
- 인체 곧 전신이 단전이기도 하다.
- 삼단박수[단전박수]에서 박수를 앞으로 칠 때는 해당 부위의 단전을 의식하면서 기운을 모은다.

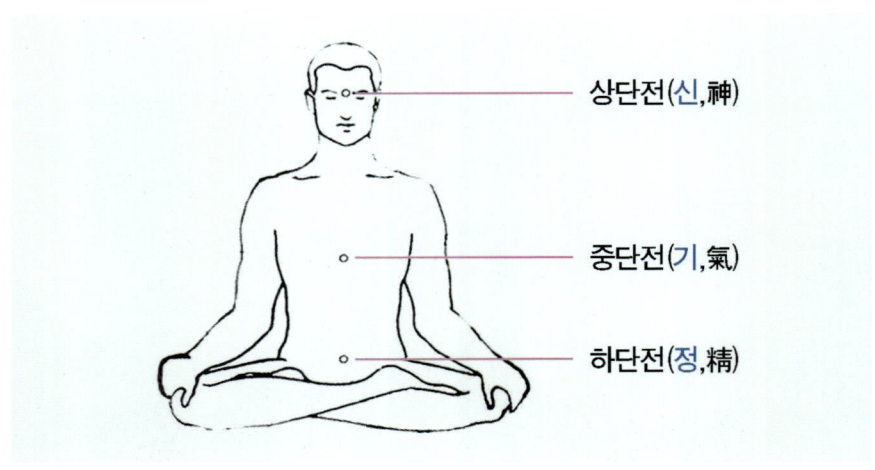

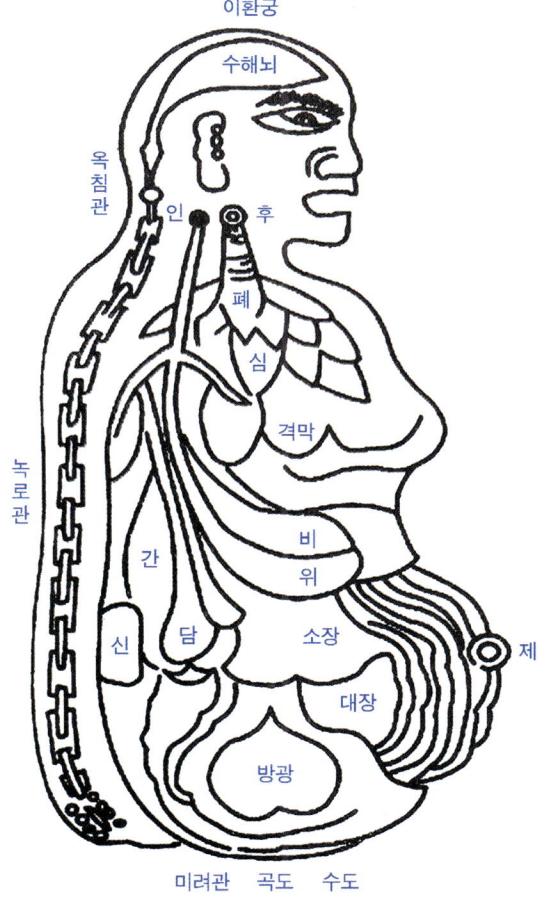

[동의보감에 나온 신형장부도]

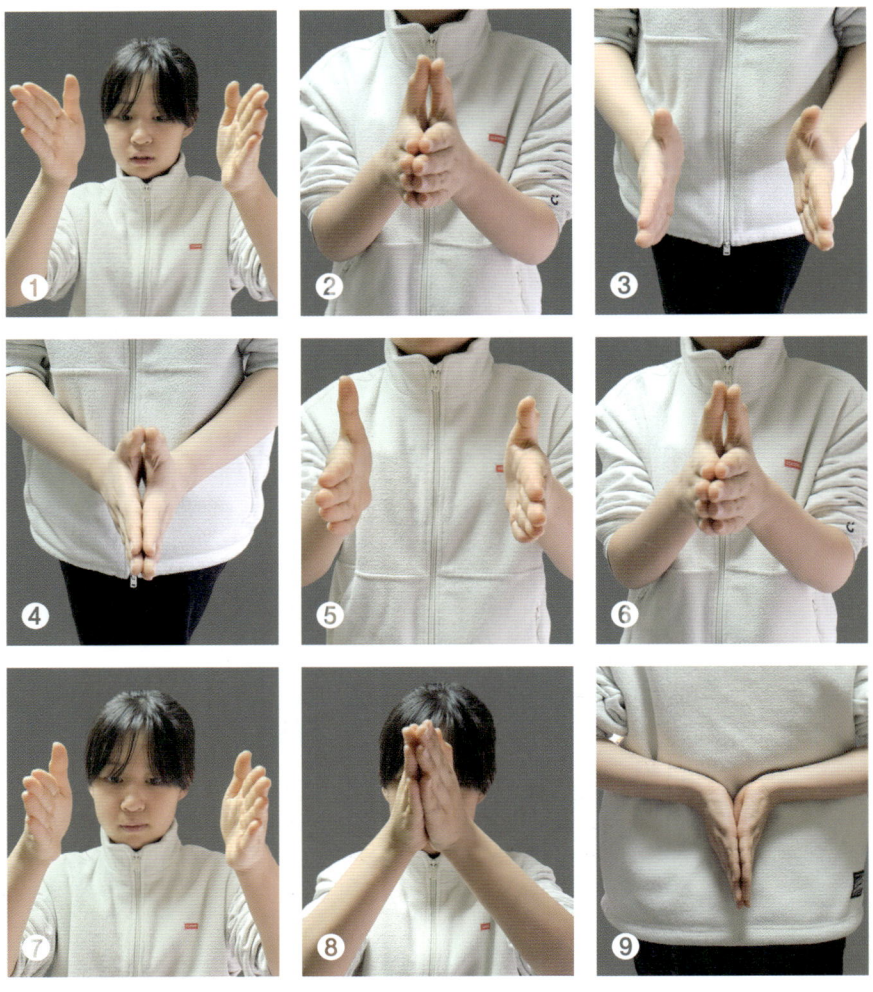

방법 및 특징

❶ 단전을 의식하면서 먼저 두 손을 가슴 높이에서 박수 치기를 10회가량 한다.

❷ 양손을 하단전에 해당하는 배꼽과 하복부 앞부위에서 하단전을 의식하면서 힘차게 마주치고 등 뒤로 돌려친다.

❸ 양손을 중단전에 해당하는 가슴 앞부위에서 중단전을 의식하면서 힘차게 마주치고 등 뒤로 돌려친다.

❹ 양손을 상단전에 해당하는 전두부와 눈앞 부위에서 상단전을 의식하면서 힘차게 마주치고 등 뒤로 돌려친다.

 효과

❶ 평소 자세가 좋지 않거나 운동을 하지 않아서 몸 전체가 뻣뻣한 사람은 처음에는 이 동작이 매우 불편하고 어려울 수 있다. 그러나 몇 차례 반복하다 보면 곧 익숙해진다.

❷ 단전박수를 할 때 박수 부위에 따라 하단, 중단, 상단을 부르면서 박수를 이어서 하기도 한다.

❸ 전신의 기능 및 견비통, 요통 등에도 효과가 높다.

17
후두박수

후두後頭박수는 양손을 뒷머리 부위로 돌려서 힘차게 박수 치고 양손을 내리면서 등 뒤로 돌려 박수를 친다.

 방법 및 특징

❶ 두 손을 뒤 머리부위로 올릴 때 숨을 들이쉬고 손을 내릴 때 숨을 내쉰다.

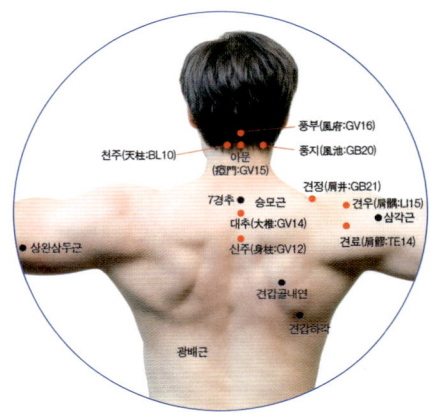

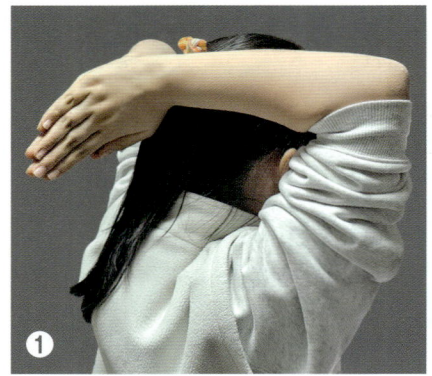

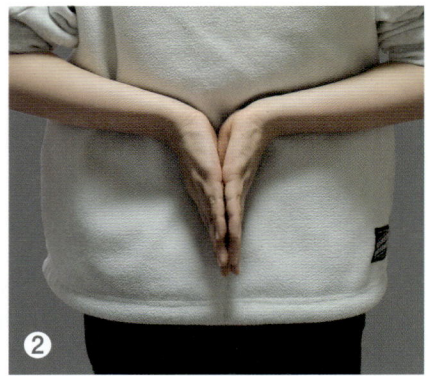

❷ 가능하면 목을 곧게 세운 상태에서 두 팔을 뒤로 올려 후두박수를 하되, 박수할 때마다 목을 앞으로 수그리며 할 수도 있다.

❸ 두 팔을 목 뒤와 등 뒤로 돌려 박수 치는 방법으로 견관절과 경추관절 등 전신의 구조와 기능을 활성화하고 균형과 조화를 돕는다.

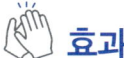 효과

❶ 전신의 관절 기능 강화 및 어깨 부위와 가슴 부위에 분포된 근육의 긴장을 푸는 데 효과적이다.

❷ 견비통과 경항통의 예방 및 치료와 척추관절 기능 강화에 효과가 있다.

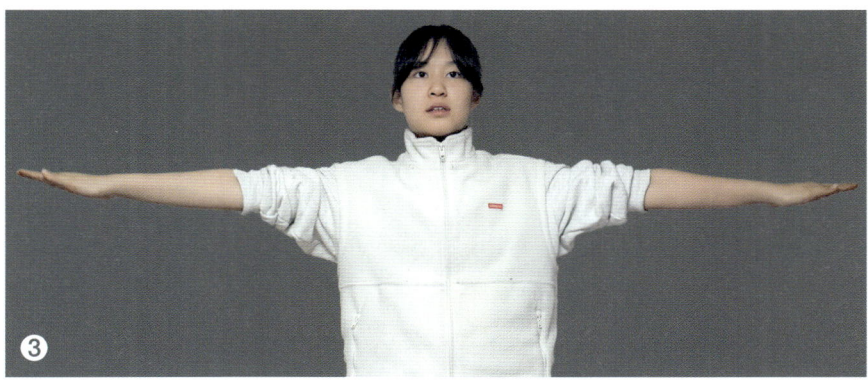

18
무릎박수

무릎박수는 손과 발을 동시에 사용하여 무릎 운동과 박수 치기를 동시에 하는 전신 박수다.

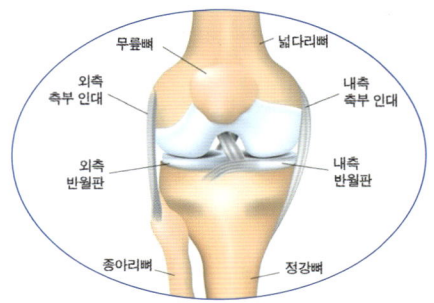

 방법 및 특징

❶ 두 팔을 아래로 내려서 대퇴부 측면을 가볍게 자극하며 호흡을 고른다.

❷ 숨을 들이마시면서 두 팔을 어깨높이로 쭉 펴서 올린 다음 숨을 내쉬면서 무릎을 위로 올려 구부

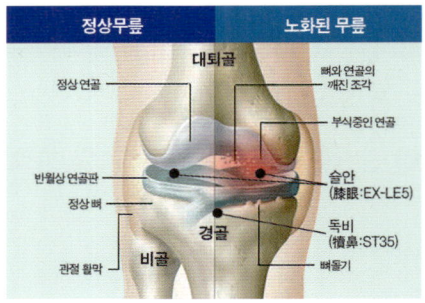

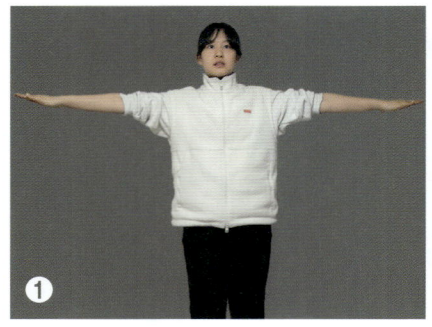

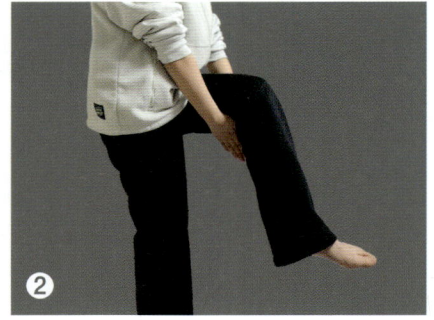

리며 무릎 아래로 박수를 친다.

❸ 먼저 두 팔을 어깨높이로 쭉 펴서 올리고 왼쪽 무릎을 위로 구부리며 무릎 아래로 박수 치기를 하고, 다음에 같은 방법으로 오른쪽 무릎을 위로 구부리며 무릎 아래로 박수 치기를 10회씩 반복한다.

❹ 무릎은 충분히 구부리어 위로 올리고, 두 팔을 위로 올려 춤추듯 박수를 치도록 한다.

❺ 두 팔을 위로 올릴 때 숨을 들이마시고 무릎을 구부리어 무릎 아래로 박수를 칠 때 숨 내쉬기를 반복한다.

❻ 무릎박수가 끝나면 두 손을 내려 양쪽 고관절 부위를 자극해 주면서 호흡을 조절한다.

 효과

❶ 어깨와 무릎 그리고 허리 운동이 동시에 이루어지는 전신운동이다.
❷ 견관절과 슬관절, 고관절, 척추 관련 기능을 원활하게 해준다.

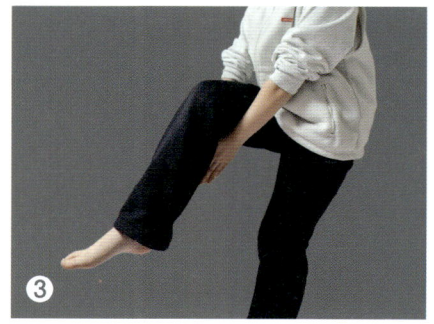
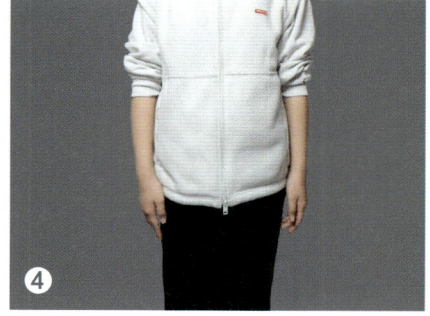

19
가슴박수

가슴박수는 인체의 심장과 폐가 있는 가슴부위를 자극하는 박수다.

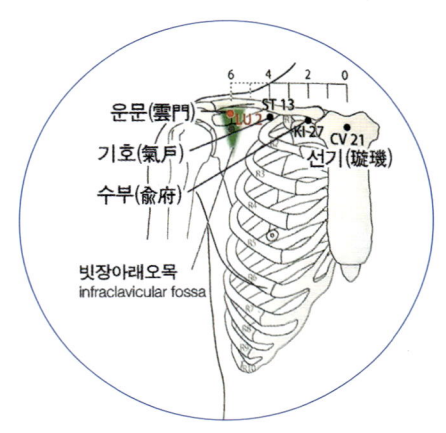

한의학에서 심장은 인체에서 군주지관君主之官이라 하여 혈액과 혈관의 주인임과 동시에 수준 높은 정신활동의 주인으로 생명 유지의 중심이 되는 장기라고 보며, 폐肺는 상부지관相傅之官이라 하여 인체의 호흡에 관련되는 기氣를 총관리하며 심장을 보좌하는 역할을 담당한다.

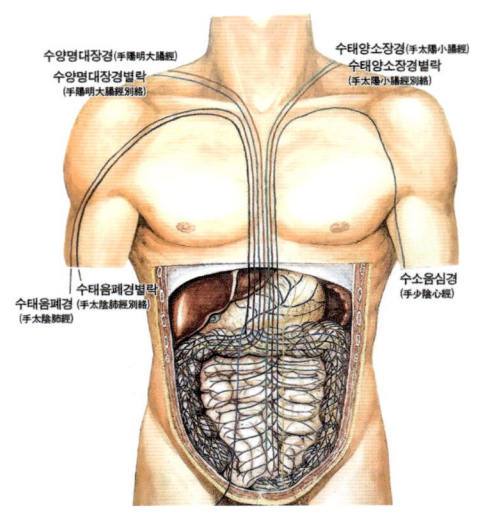

가슴박수는 두 손으로 인체의 기혈 순환을 원활하게 하도록 가슴부위의 폐와 심장 부위를 자극하는 박수다.

폐는 양 가슴부위에 위치하고, 심장은 왼쪽 가슴의 폐肺 아래, 좌측 간엽 위에 자리한다.

방법 및 특징

❶ 먼저 하복부 단전에 마음과 기운을 주하면서 심신 간 편안한 상태를 유지한다.

❷ 가슴박수는 손바닥을 이용하여 가슴부위를 자극해 주는 방법으로 한다.

❸ 먼저 왼팔은 아래로 내려뜨리고 오른손을 굽혀서 왼쪽 가슴을 자극한다. 이때 오른손의 3~4지가 왼쪽 어깨의 오훼돌기 앞부위를, 엄지와 식지 손가락은 쇄골하 부위를 자극하되, 엄지손가락은 가슴의 대흉근 내측 천돌(CV22)하 선기(CV21) 양방 2촌 쇄골하연에, 식지는 쇄골하 외단인 운문(LU2) 부위를 중심하고, 손바닥은 폐와 심장 부위에 자리한다.

❹ 오훼돌기 앞의 오른손을 오목하게 만들어 수태음폐경이 시작하는 왼쪽 가슴을 10회 자극한다.

❺ 왼팔 박수를 마친 후에는 두 손으로 가슴부위를 자극한 후 왼손바닥으로 오른쪽 가슴부위를 자극한다.

❻ 가슴 각 부위는 각각 10회씩 자극해 준다.

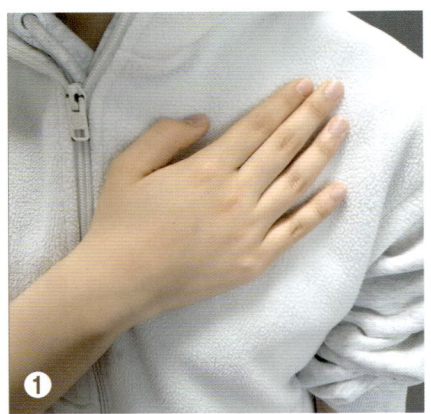
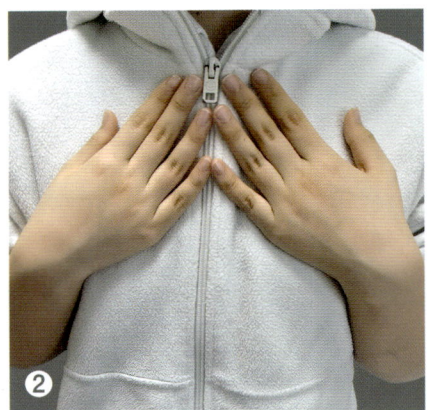
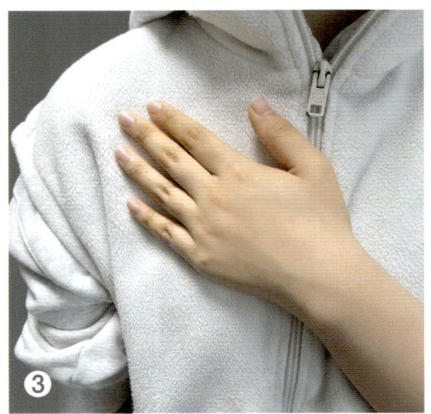

효과

❶ 심폐기능에 도움을 준다.

❷ 가슴부위의 기혈 순환에 도움을 준다.

❸ 단전에 기운을 주하고 가슴박수를 잘하면 기운도 안정이 된다.

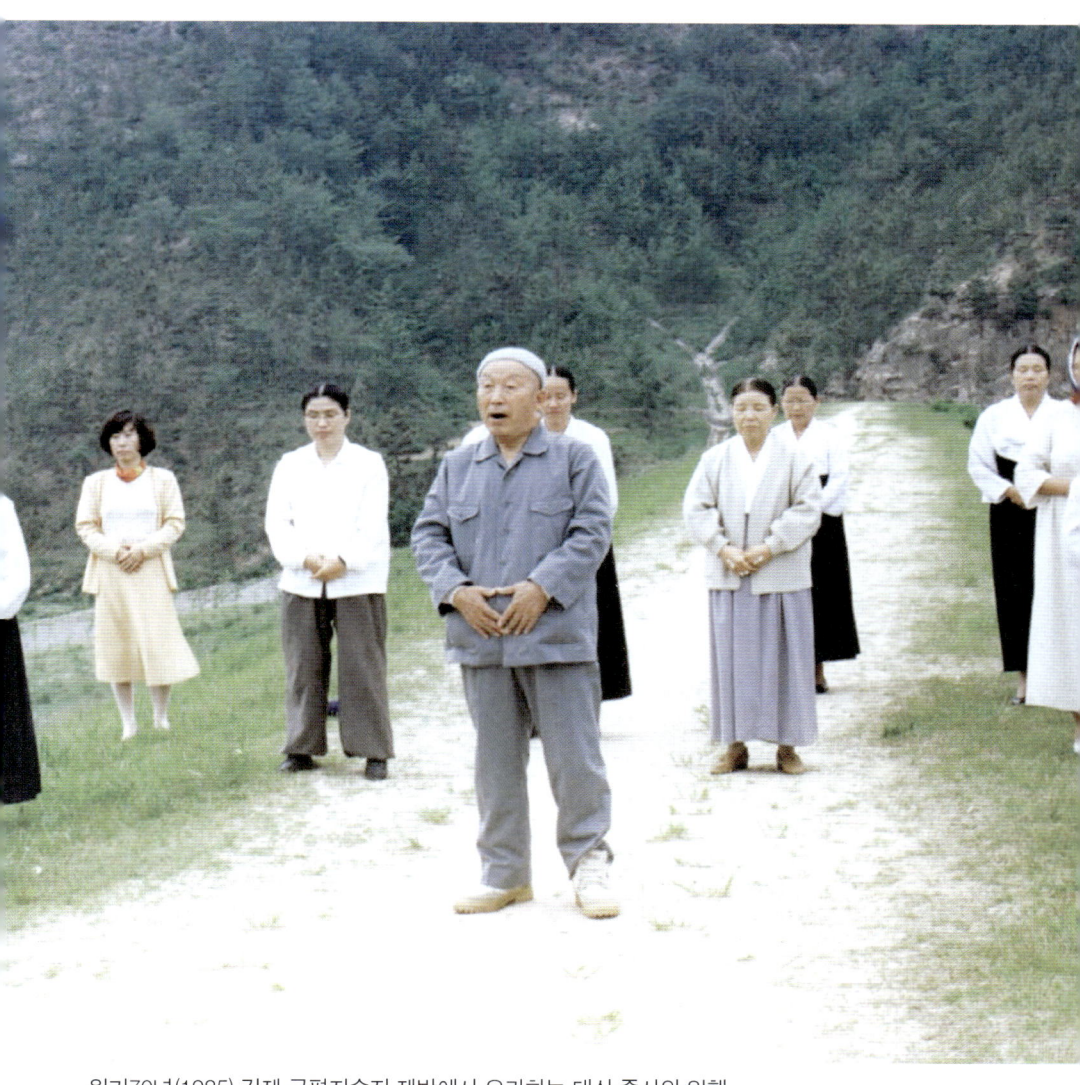

원기70년(1985) 김제 금평저수지 제방에서 요가하는 대산 종사와 일행.

20
양팔박수

양팔박수는 왼팔박수와 오른팔박수를 말하며, 두 팔을 번갈아 자극하여 팔에 분포된 근골의 기능과 기혈의 순환을 돕고 전신의 긴장을 풀어주는 박수이다.

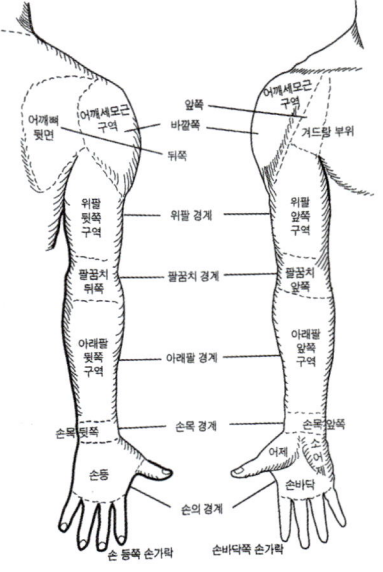

 방법 및 특징

❶ 먼저 하복부 단전에 마음과 기운을 주住하면서 심신 간 편안한 상태를 유지한다.

❷ 가슴박수를 마친 후, 왼팔을 수평으로 올리면서 팔의 음陰경맥[수태음폐경, 수궐음심포경, 수소음심경]이 흐르는 왼팔의 어깨와 이두근, 팔오금을 지나 아래팔의 심포경근을 자극하며 내려간 후 손목을 거쳐 두 손을 합해 손뼉을 친다.

❸ 다시 손등으로 가서 손등과 팔의 양陽 경맥[수양명대장경, 수소양삼초경, 수태양소장경]이 유주하는 왼팔의 팔목과 아래팔, 팔꿈치를 거쳐 상박의 삼두근을 지나 어깨 부위를 치며 올라간 후 왼쪽 가슴까지 다시 자극해 준다.

❹ 양팔에는 수삼음경과 수삼양경에 분포되어 있다.

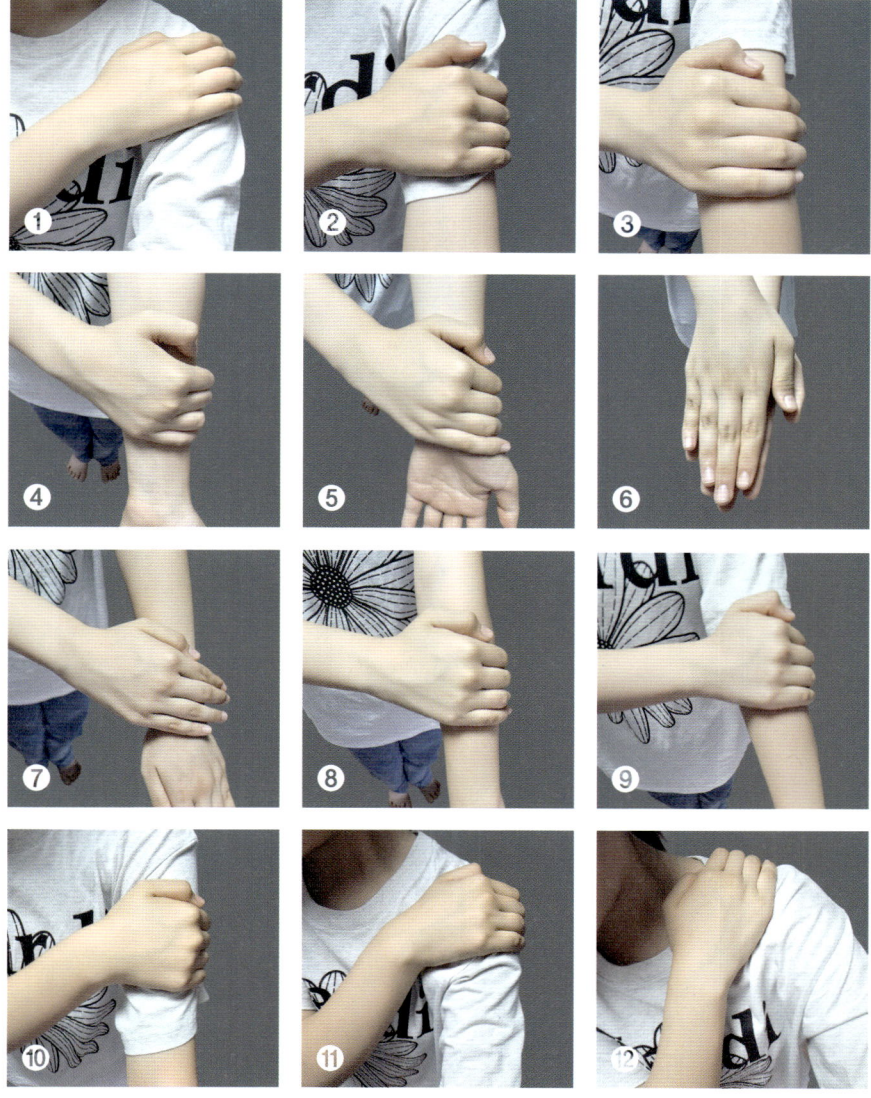

[왼팔]

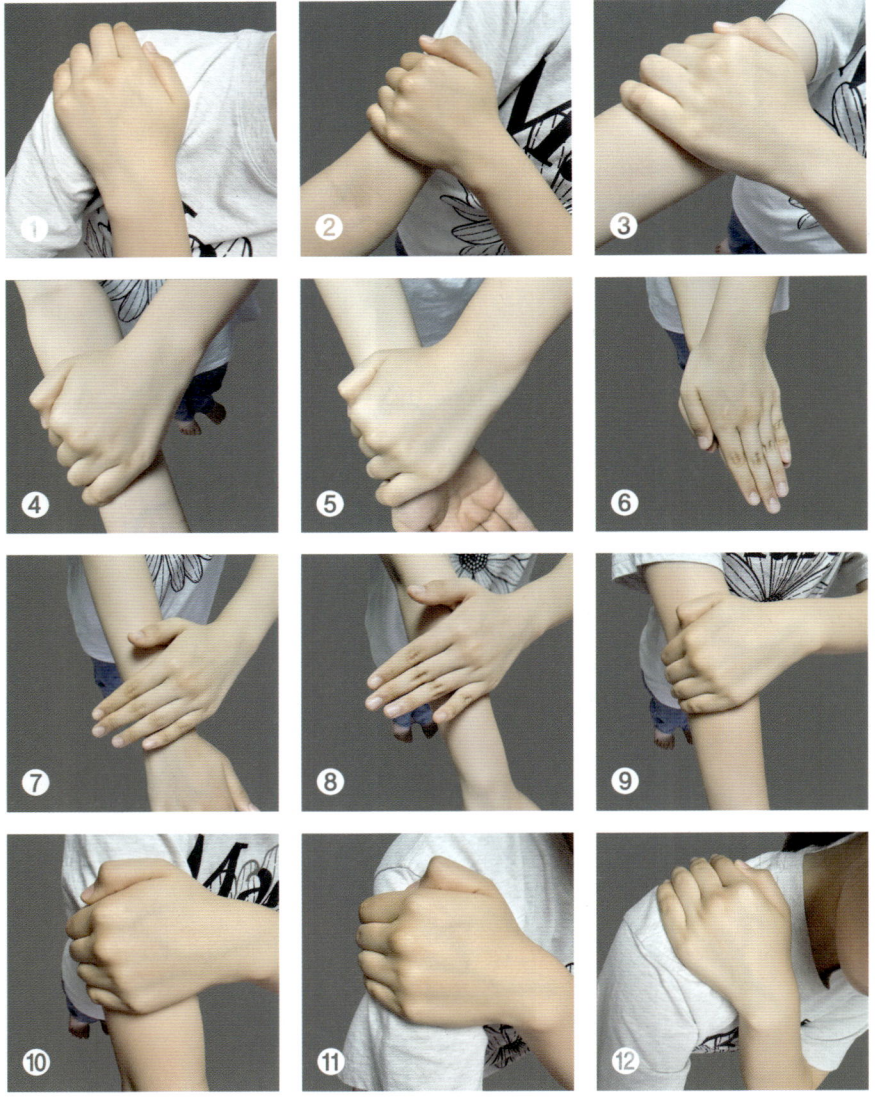

[오른팔]

❺ 왼팔박수를 3회 한 후 팔을 바꾸어 오른팔을 같은 방법으로 자극한다.
※ 오른팔은 왼팔과 같은 방법으로 진행한다.

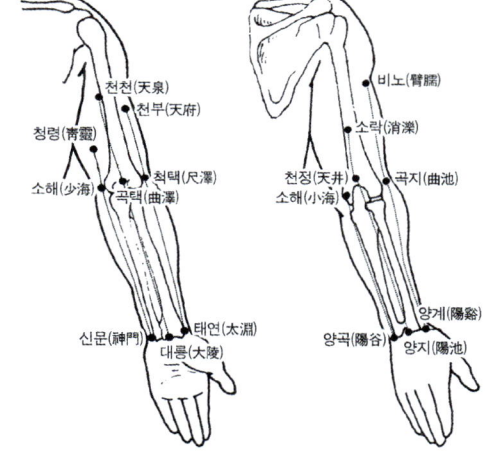

🖐 가슴박수와 팔박수 순서

❶ 왼쪽 가슴→어깨→이두근[알통]→팔오금→심포경→손목→손바닥→손등→팔목→아래팔[하박]→팔꿈치→위팔[상박-삼두근]→어깨[삼각근]→가슴

❷ 오른쪽 가슴→어깨→이두근[알통]→팔오금→심포경→손목→손바닥→손등→팔목→아래팔[하박]→팔꿈치→위팔[상박-삼두근]→어깨[삼각근]→가슴

※ 손바닥으로 가슴을 칠 때 손바닥은 가슴을 치면서, 손가락 3, 4 지첨이 견관절 오훼골돌기 근처에, 식지는 쇄골하근 외단인 운문[LU2]에, 엄지는 선기[CV21] 양방 2촌 쇄골하연을 자극한다.

🖐 효과

❶ 양팔과 가슴, 상체의 기혈 순환을 돕는다.
❷ 심폐기능 강화와 양팔 및 관절의 기능에 도움을 준다.
❸ 전신의 긴장을 풀어주고, 호흡을 편안하게 해준다.

21 삼초박수

삼초三焦는 한의학에서 오장육부의 하나로 인체의 가장 큰 부腑이며, 상초 중초 하초 세 부분의 통칭이다.

두 손으로 박수를 쳐서 손바닥에 열감을 느끼게 한 후, 상초上焦에 해당하는 가슴부위와 중초中焦에 해당하는 복부, 하초下焦에 해당하는 하복부까지를 자극한다.

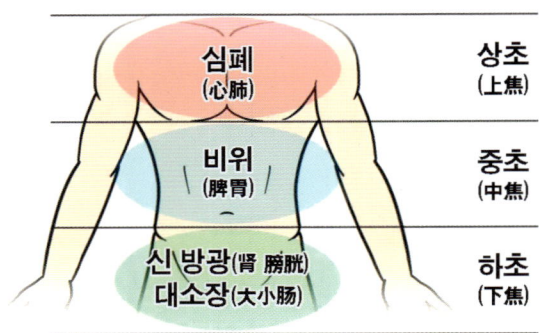

 방법 및 특징

❶ 숨을 들이마시고 내쉬면서 박수를 친다.

❷ 손바닥에 기운을 모은 다음, 가슴부위에서부터 복부를 거쳐 하복부까지 자극을 가한다.

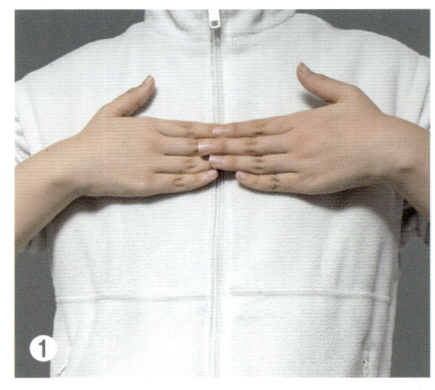

❸ 상초 중초 하초를 위에서부터 아래로 3~5회씩 자극한다.

 효과

❶ 흉복부의 기혈 소통과 장부 기능 활성화에 도움을 준다.

❷ 상초 자극에서는 심폐기능에, 중초 자극에서는 소화 기능에, 하초 자극에서는 장 기능 및 하단전 기능 강화에 도움을 준다.

※ 경혈학에서는 인체 가슴의 단중[膻中: CV17], 복부의 중완[中脘: CV12], 하복부의 기해[氣海: CV6]를 인체 내 기氣의 작용처로 보고, 복부의 상·중·하 부위에 따라 '상기해, 중기해, 하기해'라고도 부른다.

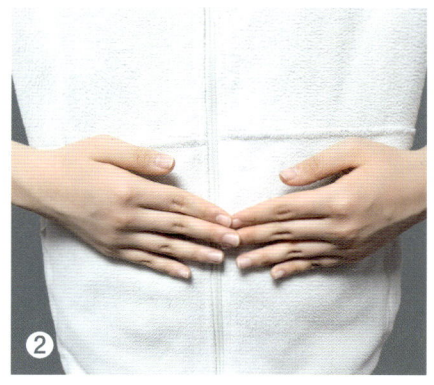

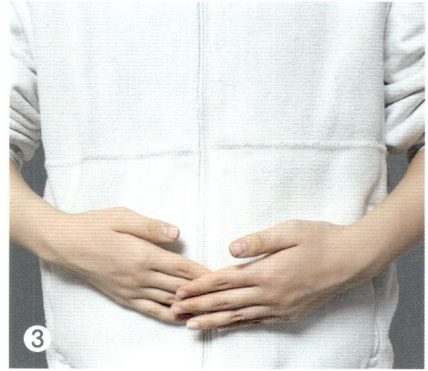

> 참고

인체의 삼초

삼초三焦는 인체 오장육부 중 육부六腑의 하나로서 목구멍에서부터 전음前陰, 후음後陰까지의 부위를 말한다. 삼초의 초焦 자에는 열의 뜻을 함유하는데, 이런 열은 곧 인체 생명 에너지의 근원이다. 삼초는 상초上焦, 중초中焦, 하초下焦로 나눈다. 초焦 자가 태운다는 의미로서, 우리가 음식물을 섭취하여 인체의 에너지로 화하는 과정에서 세 번의 태우는 과정이 있음을 의미한다고 볼 수 있는 인체 구조와 기능을 내포한 인체관이다.

상초上焦

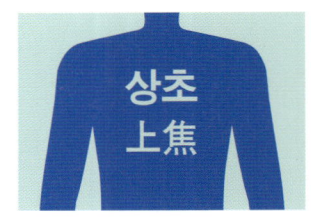

- 상초는 목구멍에서 횡격막 또는 위胃의 상구부인 분문噴門까지 가슴부위에 해당한다.
- 상초에는 심心·폐肺·심포락心包絡이 속해 있으므로 상초의 주요 기능은 이들의 기능과 밀접하게 연관되어 있다.
- 기혈을 순환시켜서 음식물의 정기를 온몸에 보내주며, 피부·근육·관절을 따뜻하게 해주는 기능을 한다.

중초中焦

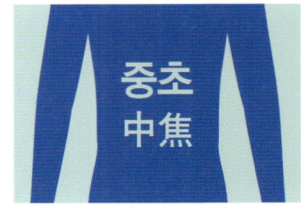

- 중초는 횡격막[또는 위의 상구부인 분문부]에서 배꼽 부위[또는 위의 하구부인 유문부(幽門部)]까지 위

장 관련 복부 중앙부에 해당한다.
- 중초에는 소화 기능에 관련된 비위脾胃가 속해 있으므로 중초의 주요 기능은 비위脾胃의 기능과 밀접하게 연관되어 있다.
- 중초의 기능에 이상이 생기면 음식물을 소화시키고 유익한 물질을 흡수하여 전신에 영양을 공급하는 비위의 정상 기능에 이상이 올 수 있다.

하초下焦

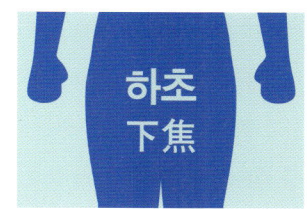

- 하초는 배꼽 또는 유문幽門에서 전음前陰·후음後陰까지 부위에 해당한다.
- 하초에는 간장肝臟·신장腎臟·소장小腸·대장大腸·방광 등이 속해 있으므로 하초의 주요 기능은 간장 신장 소장 대장 방광의 기능과 밀접히 연관되어 있다.
- 대소변이 잘 나오게 하고 대사 과정에서 생긴 쓸모없는 물질을 대·소변을 통하여 몸 밖으로 내보내는 기능을 한다.
- 하초의 기능에 이상이 생기면 주로 설사와 비뇨생식기 계통에 이상 증상들이 발생한다.

삼초는 인체 내 음식물의 통로는 물론, 온몸의 체액이 운행하는 통로로써, 몸에서 기혈을 잘 돌게 하며 음식물을 소화해 영양물질을 온몸에 운반하며 수도가 잘 통하게 하는 기능을 한다. 곧 음식물을 소화하고 생명 활동에 필요한 유효 성분들인 기, 혈, 진액을 온몸에 순환시켜서 유기체를 영양하도록 한다.

22
신당박수

신당腎堂박수는 두 손으로 신장 관련 부위를 자극하는 박수다.
허리부위의 신장과 대장이 위치한 제2요추 극돌기 양방[척추 양방 1촌 5푼 부위의 신수(腎兪: BL23)와 3촌 부위의 지실(志室: BL52) 등 신장 관련 부위]과 제4요추 극돌기[제4요추 극돌기 아래, 장골릉 위 수평선(야고비선)과 만나는 척추 양방 1촌 5푼 부위의 대장수(大腸兪: BL25) 관련 부위] 사이 부위를 손바닥으로 자극해 준 다음, 두 손을 아래로 내려서 고관절을 중심으로 둔부臀部와 대퇴

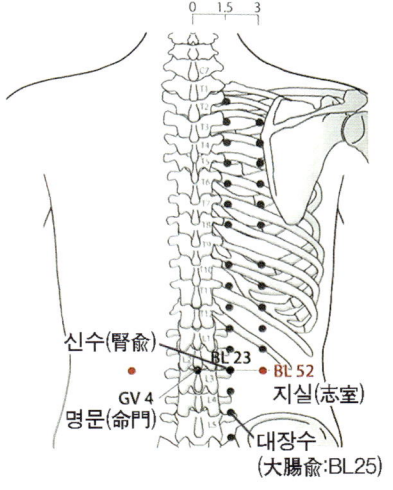

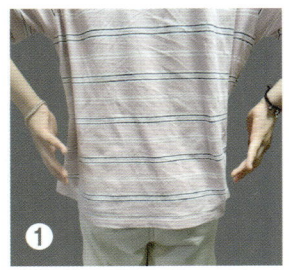
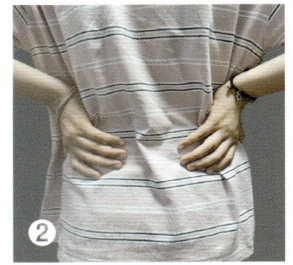
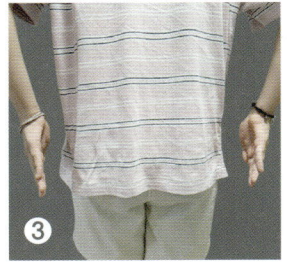

부위를 자극해 준다. 각 부위를 10회씩 자극한다.

 방법 및 특징

❶ 먼저 척추 양방 신장 관련 부위인 제2요추 극돌기 양방[척추 양방 1촌 5푼 신수(腎兪: BL23)와 3촌 부위의 지실(志室: BL52) 그리고 대장수(大腸兪: BL25) 부위]의 열기를 느낄 만큼 손바닥이나 주먹으로 자극한다.

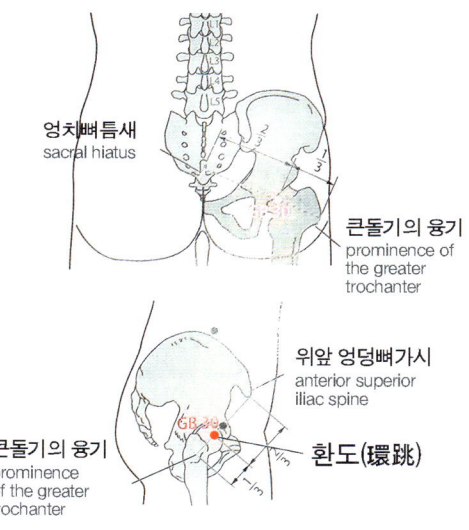

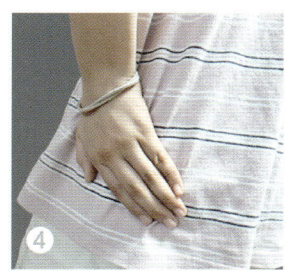

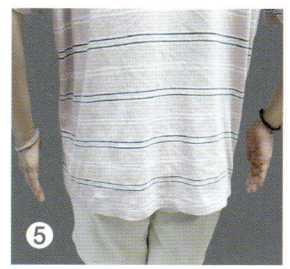

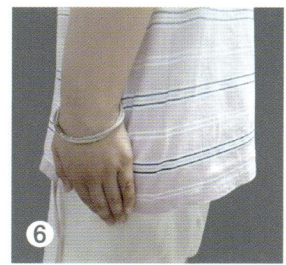

❷ 둔부臀部의 고관절 부위를 자극해 준다. 손목이 고관절 부위에 위치하고, 엄지손가락은 고관절 부위를 향하면서 손바닥은 둔부를 감싸듯이 자극해 준다.
❸ 손목이 고관절 부위에 위치하면서 손을 내려 대퇴 부위 측면을 자극해 준다.

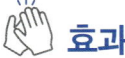 효과
❶ 신장과 대장 그리고 둔부臀部 관련 장부 기능과 척추 및 고관절과 하지 부위의 기능 강화와 기혈 순환을 돕는다.
❷ 요통의 예방과 치료에 도움을 준다.

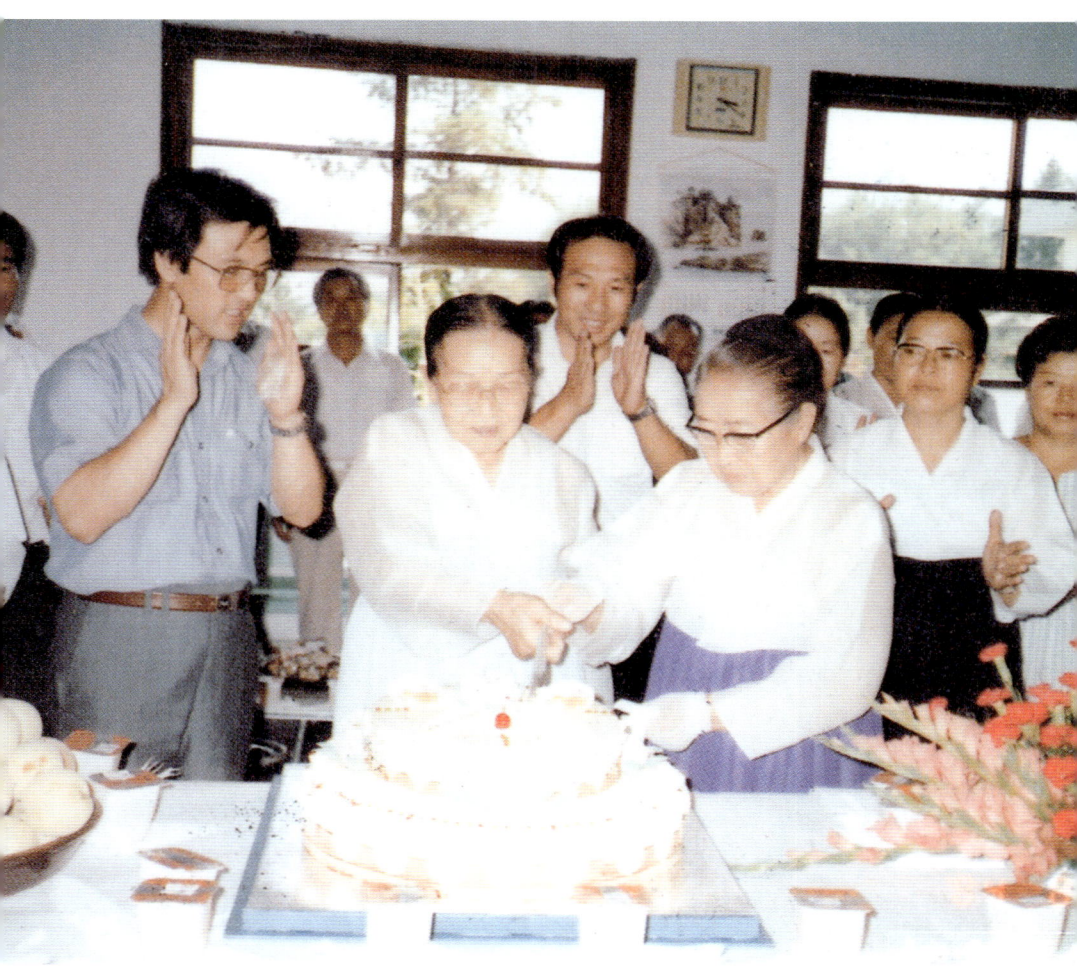

원기69년(1984) 8월 22일. 구타원 이공주 종사의 저서인 청하문집 출판기념식에서 케이크를 자르는 구타원 이공주 종사와 팔타원 황정신행 종사, 그리고 뒷줄에서 박수를 치는 월산 김일상 교무와 전산 이정택 교무의 모습.

23
천지인박수

천지인박수는 나를 존재하게 하는 하늘[天]과 땅[地], 사람[人]에게 감사하면서 하는 우주 박수이다.

천지인은 보통 천지인天地人 삼재三才라 하여, 동양철학에서 우주의 주장이 되는 하늘과 땅과 사람을 통틀어 이르는 말이다.

천지인은 동양철학에서 원방각圓方角으로 표현한다. 곧 원은 천天으로 하늘을, 방은 지地로 땅을, 각은 인人으로 사람[생명]을 뜻한다.

천지인박수는 소우주라 부르는 인체의 온전한 건강을 위한 전신 박수다.

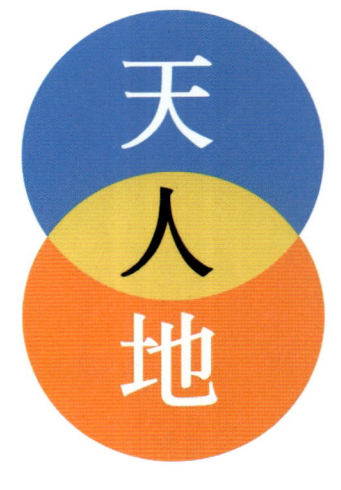

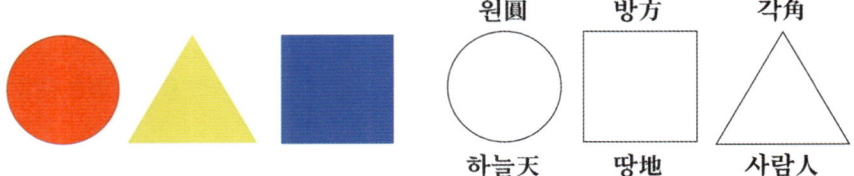

방법 및 특징

❶ 두 손을 바지의 재봉선에 대고 쭉 편 후, 나와 하나로 통하는 하늘에 감사하는 마음으로 두 손을 옆으로 크게 돌려 하늘을 향해 올려 박수를 친다. 이때 발뒤꿈치를 위로 팅기면서 하는 것이 더 자연스럽다.

❷ 나를 안아주는 대지에 감사하는 마음을 담아 땅 기운을 통하는 마음으로, 두 손은 땅을 향해 박수를 친다.

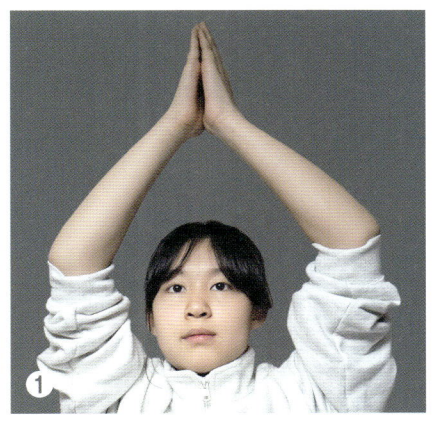
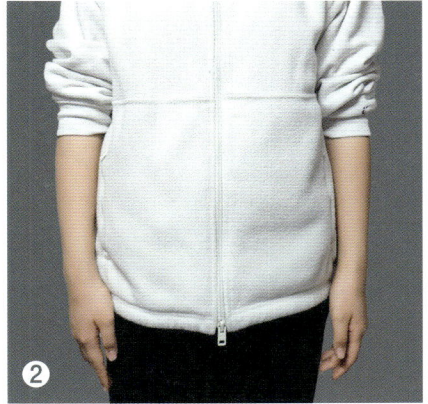
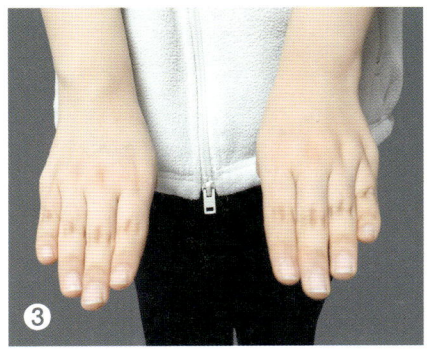
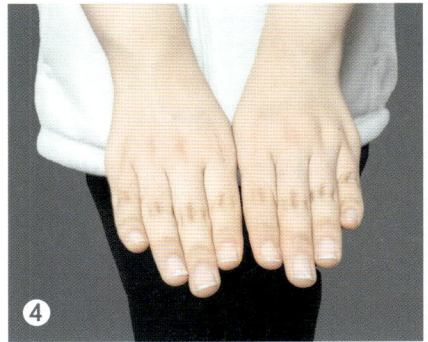

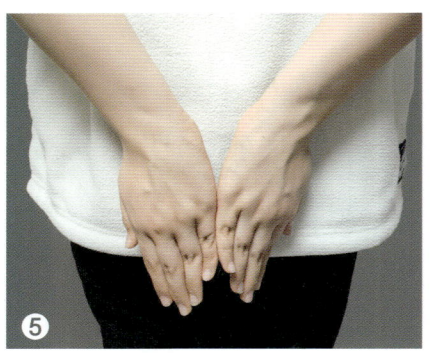
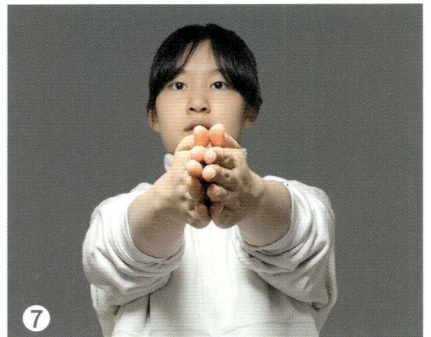
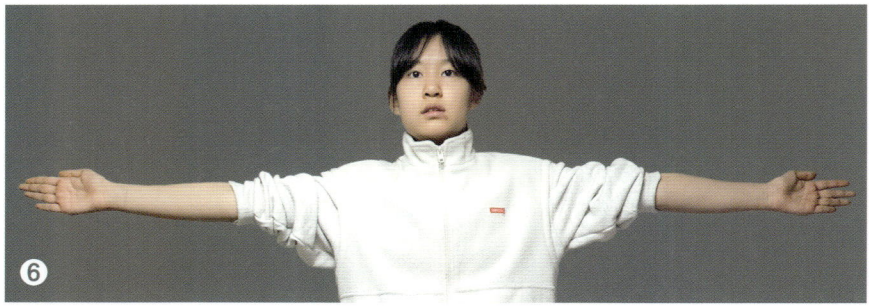

❸ 나의 존재와 모든 인연에 감사하는 마음을 담아 모두를 품에 안는 마음으로, 두 손을 옆에서 가슴을 향해 박수를 친다.

👏 천지인박수 순서

❶ 천天: 두 손을 대퇴부에 대고 쭉 편 다음, 두 손을 하늘 기운을 받아들이는 마음으로 옆으로 둥그렇게 크게 돌려 두정부에서 두 손을 마주 닿게 박수를 치고, 아래로 내려 대퇴부 측면부 자극하기를 3~10회 반복한

다. 손바닥이 위로 향할 때 발뒤꿈치를 들면서 박수를 하면 좋다. 손을 위로 올릴 때 숨을 들이쉬고 내릴 때 숨을 내쉰다.

※ 손을 위로 올릴 때 발뒤꿈치를 상하로 살짝씩 튕기기도 한다.

❷ 지地: 두 손은 대퇴부를 타고 쭉 편 다음, 두 손을 대지와 하나 되는 마음, 땅 기운을 받아들이는 마음으로 아래로 내려 앞으로 손바닥이 땅으로 향하는 합곡合谷을 마주치는 대장박수를 친 다음, 뒤로 돌려 소장 기능을 돕는 소장박수[손날박수]를 3~10회 반복한다. 합곡을 마주치는 대장박수에서는 두 손바닥이 대지를 향하고, 소장박수에서는 둔부를 보호하는 마음으로 하되, 두 손을 앞뒤로 회전시키기를 반복하여 박수를 친다.

❸ 인人: 두 손을 양옆으로 쭉 벌린 후 사람은 물론 사생四生을 품에 안는 마음으로 가슴 앞으로 크게 박수를 친다.

- 위 동작을 반복한다.
- 내가 곧 천지이고 천지가 곧 나가 되니, 천지인 삼재三才가 하나 되어 천지 같은 수명을 지켜간다.

 효과

❶ 전신의 긴장과 이완을 조절하며 관절 기능 강화에 도움을 준다.
❷ 자신과 만물을 사랑하고 감사하는 마음이 생긴다.
❸ 심신이 이완되어 대우주에 합일된다.

24
회전박수

회전박수는 양어깨를 앞뒤로, 크게 둥근 원[O] 모양으로 회전하면서 치는 박수다.
숨을 들이쉬고 내쉬면서 양팔을 앞에서 뒤로 크게 회전하면서 박수 5~10회를 한다. 숨을 들이쉬고 내쉬면서 양팔을 뒤에서 앞으로 크게 회전하면서 박수 5~10회를 한다.

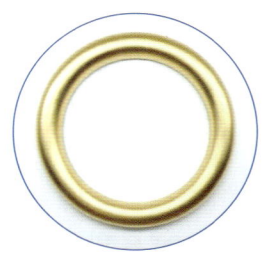

 방법 및 특징

❶ 두 발을 어깨너비로 편하게 벌린 후, 두 팔을 앞과 뒤로 번갈아 회전한다.
❷ 양팔을 앞에서 뒤로 할 때는 두 팔을 앞에서 뒤로 크게 돌리면서 두

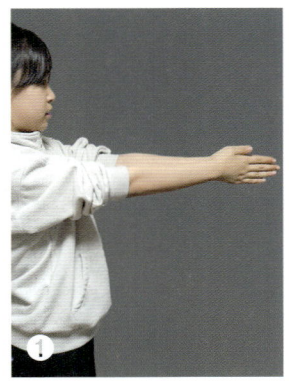
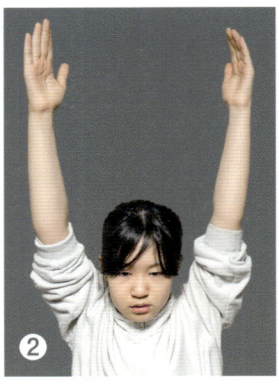
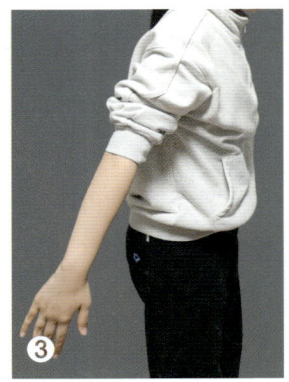

손이 가슴부위로 올 때 두 손을 마주친다.

❸ 양팔을 뒤에서 앞으로 할 때는 두 팔을 뒤에서 앞으로 크게 돌리면서 두 손이 가슴부위로 올 때 두 손을 마주친다.

❹ 어깨 관절을 충분히 이완시켜 준다.

❺ 숨을 크게 들이쉬고 내쉬면서 동작한다.

❻ 두 팔을 앞에서 뒤로 동작할 때는 숨을 크게 들이쉬고 내쉬면서 하고, 뒤에서 앞으로 동작할 때는 숨을 들이쉬고 충분히 내쉬면서 하는 것이 좋다.

※ 회전박수할 때는 발뒤꿈치를 상하로 살짝살짝 튕기기도 한다.

 효과

❶ 전신의 긴장을 풀어주고, 견비통[오십견]의 예방과 치료에 도움을 준다.

❷ 호흡을 골라주고 심폐기능 강화에도 효과가 있다.

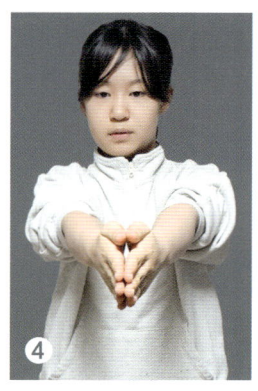 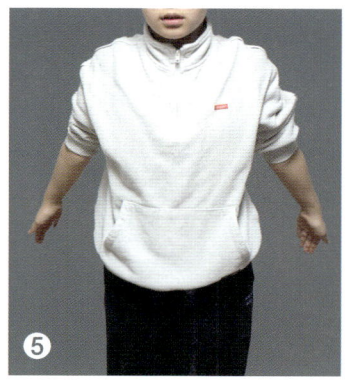 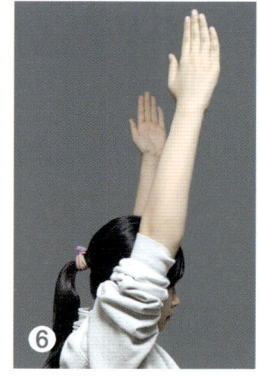

25
단전 자극

단전 자극은 손바닥으로 하복부 단전을 가볍게 치면서 호흡을 고름과 동시에 마음과 기운을 모은다.

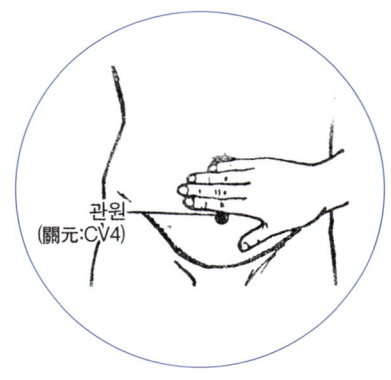

 방법 및 특징

❶ 단전에 마음과 기운을 주한 후 두 손으로 하복부 단전을 자극한다.

❷ 자극 방법은 손바닥을 펴서 하거나, 주먹을 가볍게 쥐거나, 달걀을 움켜쥔 모양으로 하거나 하여 두 손으로 하복부 단전 부위 자극하기를 반

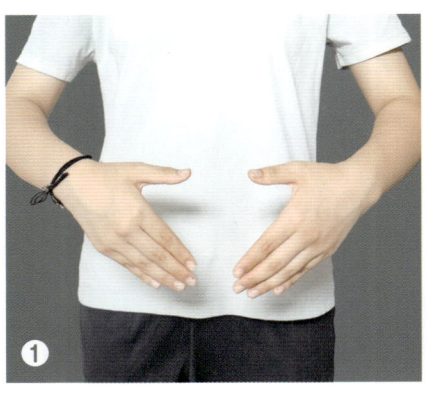
❶

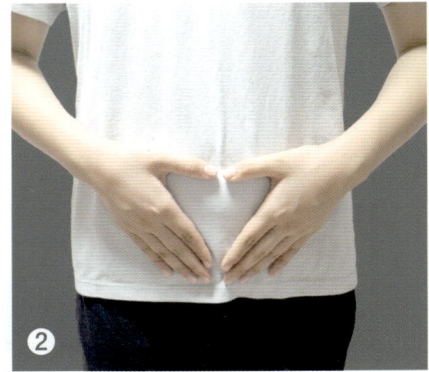
❷

복해 주면 좋다.

❸ 단전을 자극한 후 가슴과 복부, 하복부를 자극해 주기도 한다.

❹ 자극의 정도는 각자의 힘 정도에 맞게 한다. (10회)

 효과

❶ 호흡을 골라주고 심신을 안정하게 해준다.

❷ 장 기능과 하단전 강화에 도움을 준다.

❸ 원기를 도와준다.

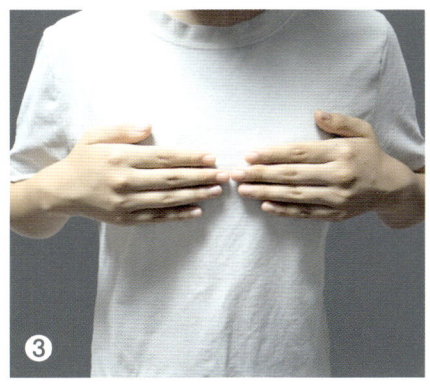

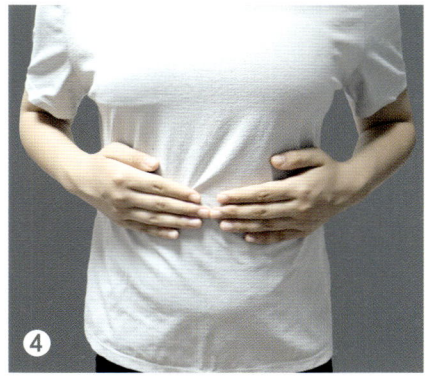

조식 調息

호흡을 고른다

 흉식 胸息

가슴에 양손을 모았다가 어깨를 벌려 숨을 들이쉬었다가 어깨를 평상으로 하면서 숨을 내쉰다. 숨을 충분히 들이쉬며 가슴을 편다. 잠시 멈추었다가 숨을 내쉬면서 두 손을 모은다.

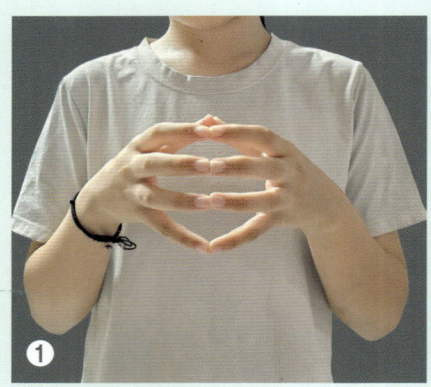
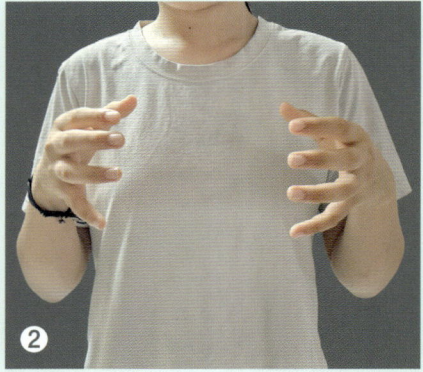

단전식[丹田息: 원기식(原氣息)]

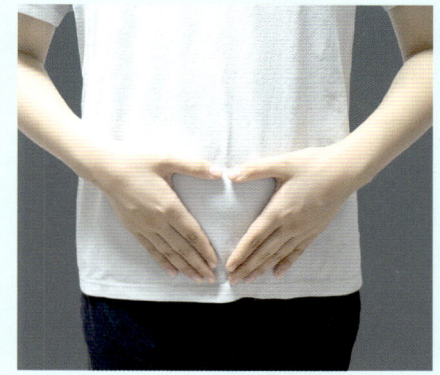

두 발은 반듯이 하여 어깨너비로 벌리고, 두 손은 하복부 제하臍下 3촌에 해당하는 관원關元 부위의 단전에 겹쳐 올려놓는다.
숨을 단전으로 편안하게 들이마시고 다시 편안하게 내쉰다. 가빠졌던 숨을 고르고 긴장했던 기운을 가라앉힌다.

하복부 단전으로 숨을 들이쉬고 내쉬기에 단전식이라 한다.
단전은 인체 원기의 본처本處이며, 인체의 장부臟腑와 경맥經脈의 활동 및 삼초三焦의 기화氣化 등이 모두 신간동기腎間動氣의 작용에 의존하므로, 인체 생명의 근원이요 생기지원生氣之原인 원기原氣에 해당한다고 하여 원기식原氣息이라고도 한다.

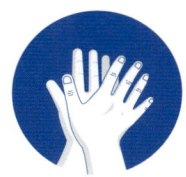

건강박수 25 이십오

초판 1쇄 인쇄 2025년 8월 21일
초판 1쇄 발행 2025년 8월 21일

지은이　　손홍도(인철)
교정·교열　탁대환, 천지은
디자인　　김지혜

펴낸곳　　원불교출판사
펴낸이　　주영삼(성균)
출판등록　1980년 4월 25일(제1980-000001호)
주소　　　54536 전북특별자치도 익산시 익산대로 501
전화　　　063)854-0784
팩스　　　063)852-0784
홈페이지　www.wonbook.co.kr
인쇄　　　문덕인쇄

ISBN 978-89-8076-439-6(03510)
값 10,000원

ⓒ 이 책은 저작권법에 의해 보호를 받는 저작물이므로 무단 전재와 복제를 금합니다.
잘못 만들어진 책은 구입처나 본사에서 바꿔 드립니다.